RECHERCHES

SUR LE

LIQUIDE CÉPHALO-RACHIDIEN

OU

CÉRÉBRO-SPINAL.

Imprimerie de Terzuolo, rue Madame, 30.

RECHERCHES

PHYSIOLOGIQUES ET CLINIQUES

SUR LE

LIQUIDE CÉPHALO-RACHIDIEN

OU

CÉRÉBRO-SPINAL,

Par F. MAGENDIE,

MEMBRE DE L'INSTITUT ET DE L'ACADÉMIE ROYALE DE MÉDECINE; PROFESSEUR DE MÉDECINE AU COLLÉGE DE FRANCE;
MÉDECIN DE L'HÔTEL-DIEU; DES ACADÉMIES DES SCIENCES DE TURIN, STOCKHOLM; DES SOCIÉTÉS MÉDICO-
CHIRURGICALE ET ZOOLOGIQUE DE LONDRES, ETC., ETC.

ÉDITÉ PAR MÉQUIGNON-MARVIS PÈRE.

PARIS,

LIBRAIRIE MÉDICALE DE MÉQUIGNON-MARVIS FILS,
RUE DE L'ÉCOLE DE MÉDECINE, N. 3.

1842

Le fait anatomique auquel je consacre cette monographie m'a déjà fourni la matière de plusieurs mémoires. Je l'ai si souvent démontré dans mes leçons publiques, que j'aurais dû le croire acquis à la science.
Pourtant, je me serais trompé ! Si quelques ouvrages
récents le signalent, d'autres, c'est le plus grand
nombre, n'en font aucune mention. Ce silence ne me
surprend pas : le liquide que j'ai nommé *céphalorachidien* a offert, de tout temps, une destinée singulière : tout le monde l'a vu, on ne peut ouvrir un
crâne sans qu'il s'écoule sous vos yeux, plus d'une
fois il a servi de base à des hypothèses ingénieuses ;
et, cependant, personne n'y a donné l'attention sérieuse qu'il mérite. Pour la plupart des médecins il
est encore une production morbide, tandis qu'il est

réellement une des conditions physiologiques de la vie de l'homme et de beaucoup d'animaux.

En le choisissant pour sujet d'un ouvrage spécial, j'ai voulu mettre enfin hors de doute son existence normale, et donner à ce liquide le rang qu'il doit désormais occuper parmi les éléments de l'organisation.

Pour atteindre ce double but, des planches étaient indispensables. J'en ai confié l'exécution à notre célèbre lithographe Jacob, qui s'est heureusement tiré de cette entreprise difficile. Tous ses dessins ont été faits d'après nature, avec une admirable exactitude. Je le prie de recevoir ici mes sincères remerciements.

RECHERCHES

PHYSIOLOGIQUES ET CLINIQUES

SUR

LE FLUIDE CÉPHALO-RACHIDIEN

OU

CÉRÉBRO-SPINAL.

LE CERVEAU NE REMPLIT PAS ENTIÈREMENT LE CRANE, LA MOELLE ÉPINIÈRE
EST LOIN DE REMPLIR LA CAVITÉ DU RACHIS.

L'anatomiste qui met à découvert le cerveau d'un enfant ou celui d'un adulte peut, à la rigueur, se per-
suader que cet organe remplit exactement la cavité du
crâne; mais s'il pousse son investigation jusqu'au rachis, il lui sera facile de constater la disproportion
qui existe entre le volume de la moelle épinière et
les diamètres du canal rachidien (1). Cependant les

(1) Il est vrai que les difficultés manuelles et le désordre, suite inévitable du procédé généralement usité aujourd'hui pour découvrir la moelle
épinière, s'opposent le plus souvent à ce qu'on en fasse la remarque
c'est là sans doute la principale raison pour laquelle les ouvrages d'anatomie négligent d'insister sur cette disposition importante.

meilleurs traités d'anatomie ne s'expliquent pas à cet égard, et des planches récentes, d'ailleurs remarquables par leur exactitude (1) donnent à la moelle épinière une grosseur suffisante pour occuper presque en entier la cavité cylindroïde du rachis. Tant il est vrai qu'un fait très-apparent n'est pas toujours visible, et qu'il faut l'intervention de notre esprit pour transformer les impressions en idées ; nos sens n'en étant, pour ainsi dire, que les conditions mécaniques.

Diverses sections du rachis, perpendiculaires à son axe vertical, démontrent que, soit au cou, soit au dos, soit aux lombes, la moelle occupe à peine la moitié ou les deux tiers du canal rachidien. D'autre part, la moelle ne descend guère plus bas que la deuxième vertèbre lombaire; et cependant au-dessous de ce point, jusqu'au sacrum, le canal vertébral acquiert une largeur plus grande que partout ailleurs. (*Voy.* pl. 3, fig. 4, 5, 6 et 7.)

Pour voir cette disposition anatomique dans tout son jour, il faut examiner le système cérébro-spinal d'un vieillard caduc, surtout s'il a offert cette dégradation de l'intelligence nommée *démence sénile*. On y verra en outre que le cerveau est loin d'avoir les dimensions nécessaires pour remplir complétement la boîte osseuse qui le contient; et cela dans une proportion telle qu'il est impossible de conserver le moindre doute (2).

---

(1) Breschet, *Recherches anatomiques sur le Système veineux ;* J. Cloquet, *Anatomie de l'homme.*

(2) C'est surtout des vieillards maigres et décrépits qu'il est ici question ; ceux qui conservent de l'embonpoint, fussent-ils centenaires, n'offrent point au même degré la disproportion dont je parle entre les dimensions du crâne et celles de l'encéphale, à moins qu'ils n'aient été long-temps en démence.

Si dirigé par ces premières remarques, l'anatomiste revient à un examen plus minutieux du cerveau de l'adulte ou de l'enfant, il reconnaîtra que, même à ces deux époques de la vie, le cerveau ne remplit pas complétement la cavité du crâne, que certains espaces existent entre la surface de cet organe et ses enveloppes membraneuses; par exemple : les circonvolutions saillantes et arrondies de la superficie des lobes cérébraux laissent entre elles des enfoncements qui ne sont remplis ni par la pie-mère ni par l'arachnoïde, l'une se borne à les tapisser et l'autre passe sur les circonvolutions sans jamais s'enfoncer dans leurs intervalles. (*Voy.* pl. 3, fig. 1, 2 et 3.)

Dans quelques circonstances assez rares le crâne ne présente aucun vide de ce genre; mais quels changements dans la conformation du cerveau! Les circonvolutions sont aplaties, les anfractuosités ont disparu; des lignes à peine visibles en indiquent seules la trace. Au lieu de cet aspect ondulé, de ces alternatives de creux et de reliefs, caractères de l'état sain, la surface de l'organe est partout lisse, polie; semblable à l'argile du mouleur, elle exprime avec une servile exactitude tous les accidents de configuration interne du crâne. Hâtons-nous de le dire, le cerveau n'est plus ici dans son état normal, il est hypertrophié; ou bien il contient, soit dans ses cavités, soit dans son parenchyme, quelques accumulations sanguines, aqueuses, purulentes, etc. ; ou bien encore il recelle quelque tumeur accidentelle qui a fortement augmenté ses dimensions.

De ces remarques physiques passons aux autopsies qui se font tous les jours dans nos amphithéâtres : nous verrons les médecins noter qu'à l'ouverture du rachis il s'est écoulé *un liquide jaunâtre ou rougeâtre,* que le *canal vertébral* était rempli par une *sérosité abondante,* que les *ventricules* du cerveau contenaient *une ou deux cuillerées de sérosité limpide,* etc.

Or s'il existe souvent dans la cavité céphalo-rachidienne, concurremment avec le système cérébro-spinal, un liquide en quantité aussi notable, ne sommes-nous pas en droit d'en conclure que l'organe n'a pas le volume nécessaire pour remplir à lui seul cette cavité ? C'est précisément ce que l'observation directe vient de nous démontrer.

Comment de semblables faits ne sont-ils point au nombre des notions anatomiques les plus vulgaires? La raison en est sans doute dans les manœuvres grossières et barbares en usage pour ouvrir le crâne et le rachis : des coups de marteau répétés sont, en général, le moyen auquel on a recours pour briser les os du crâne et les lames vertébrales. Ces chocs violents déchirent les vaisseaux sanguins, ébranlent l'organe cérébro-spinal, permettent à l'air de s'introduire entre les méninges pour y remplacer les liquides qui s'écoulent, etc. ; enfin nous prenons mille fois moins de précautions pour étudier le cerveau, cette merveille de l'organisation, source et siége de cette autre merveille, la pensée, que pour ouvrir notre montre et en faire mouvoir quelques pièces.

IL EXISTE UN LIQUIDE DANS LA CAVITÉ CRANIO-SPINALE.

. *L'insuffisance* palpable de l'encéphale pour occuper entièrement la cavité du crâne après la mort, pourrait ne pas exister durant la vie; car le sang, parcourant le système artériel sous l'effort du cœur, refluant dans les sinus et les veines cérébrales, sous l'influence de la respiration, gonfle, comme chacun sait, la masse encéphalique qui dès lors occupe un espace plus considérable dans la cavité crânienne ; il n'y aurait rien d'impossible qu'elle arrivât à la remplir chez l'homme vivant. Mais ce qui est admissible pour le cerveau n'e l'est pas pour la moelle épinière; quel que soit l'afflux du sang dans le parenchyme et les vaisseaux de cet organe, jamais il ne saurait se gonfler assez pour remplir le canal des vertèbres, et surtout s'allonger suffisamment pour descendre jusqu'à l'endroit le plus spacieux de ce même canal, c'est-à-dire à la région lombaire et sacrée ; supposition rendue d'ailleurs gratuite, par la présence et la disposition des racines rachidiennes.

Tout prouve donc que durant la vie comme après la mort un intervalle assez considérable existe entre la moelle épinière et son enveloppe osseuse.

Cet intervalle est-il vide ou plein ? telle est la question qu'il s'agit de résoudre.

Pour y parvenir il suffit d'enlever sur un animal vivant les lames des vertèbres dans un point quelconque de la longueur du rachis : on reconnaît ainsi que la cavité rachidienne est complétement remplie par la dure-mère distendue ; en sorte que le vide, s'il pouvait exister, devrait se rencontrer au dedans de ce canal fibreux. Mais, dès l'instant que la membrane exposée à la pression atmosphérique ne s'affaisse point, il devient physiquement certain que l'espace contient un corps solide, liquide ou gazeux ; la preuve en est immédiatement fournie par une petite ponction faite à la dure-mère : il s'échappe aussitôt par l'ouverture un liquide limpide qui jaillit quelquefois à une certaine hauteur ; à mesure qu'il s'écoule, la dure-mère abandonne les parois du canal rachidien, s'affaisse, se plisse et s'applique sur la moelle épinière, dont elle était auparavant séparée par le liquide écoulé. Un nouvel intervalle, qui remplace ici le premier, se forme entre la dure-mère et la paroi postérieure du canal rachidien.

Les mêmes phénomènes se voient sur le cadavre humain, l'autopsie étant faite peu d'instants après la mort ; attend-on plus long-temps, vingt-quatre ou quarante-huit heures, par exemple, une grande partie du liquide a disparu (1), la dure-mère est affaissée et plissée comme si le liquide s'était écoulé par une ouverture accidentelle. Toutefois sa disparition n'est jamais complète, et en prenant quelques précautions dont je parlerai ailleurs, il est facile d'en recueillir une certaine quantité à l'extrémité inférieure de l'étui membraneux qui renferme la moelle.

Ainsi nul doute que durant la vie le canal vertébral ne soit en partie rempli par un liquide. La suite nous démontrera qu'il en est de même pour le crâne.

(1) La disparition du liquide tient à son imbibition dans les tissus circonvoisins, et de proche en proche à son évaporation ; quelque chose de semblable, ou tout au moins d'analogue, se voit pendant la vie, à la suite des ecchymoses ; les divers éléments du sang épanché s'imbibent et se répandent souvent à des distances considérables du point de départ en formant des zones concentriques de couleurs différentes.

De ces résultats·, que chacun est à portée de vérifier, je prie qu'on me permette de conclure d'une manière anticipée qu'il existe constamment à l'état normal dans la cavité qui contient l'organe cérébro-spinal un liquide que j'ai nommé il y a déjà plusieurs années *céphalo-rachidien*, et sur lequel j'ai publié plusieurs mémoires (1).

Je viens aujourd'hui, appuyé sur un grand nombre d'observations cliniques et d'expériences physiologiques, faire une histoire aussi complète que le comporte l'état actuel de nos connaissances de cet élément ignoré de notre organisation. Mon ambition est de contribuer ainsi aux progrès de la physiologie et de la médecine.

Si en effet le système cérébro-spinal est constamment plongé au milieu d'un liquide, si la cavité de l'épine en contient une quantité considérable, tout ce qui tient à l'anatomie, à la physiologie de ce système, nécessite un nouvel examen, et par suite tout ce qui a rapport à ses lésions morbides demande à être étudié sur de nouveaux frais ; il faut surtout éclaircir quelle relation l'hydrocéphale aiguë ou chronique, l'hydrorachis, l'hydrocéphalocèle, l'apoplexie séreuse, les diverses méningites, les hémorrhagies, ramollissements, agénésies cérébrales, etc., etc., peuvent avoir avec le liquide qui va nous occuper ; et comme dans la description de ces maladies graves il n'a jamais été tenu compte de ce liquide normal, et qu'au contraire quand on aperçoit de la sérosité dans le canal vertébral, ou les ventricules, cela est relaté comme une circonstance pathologique, il est évident que cette partie

---

(1) Voyez mon *Journal de Physiologie expérimentale et pathologique*.

importante de la médecine clinique doit subir, sous ce point de vue, une rénovation complète.

Le liquide cérébro-spinal ayant l'apparence de sérosité, il vient d'abord à l'esprit qu'il doit occuper la cavité de l'arachnoïde; c'est une erreur que j'ai moi-même commise, et qui est consignée dans la deuxième édition de ma *Physiologie*. Mais tel n'est point le lieu ou réside ce liquide. Il occupe deux localités distinctes : la première est l'intervalle qui sépare la pie-mère de l'arachnoïde et que j'ai nommé espace *sous-arachnoïdien*, qui existe depuis le sacrum jusqu'à l'os frontal et l'apophyse crista-galli de l'ethmoïde.

Pour la deuxième localité le liquide cérébro-spinal occupe les cavités creusées dans l'épaisseur du cerveau et du cervelet chez l'homme; des nerfs olfactifs, des lobes optiques et de la moelle spinale chez quelques animaux.

Remarques sur la disposition et les rapports de la dure-mère et de l'arachnoïde.

Chaque fois qu'un fait anatomique d'une certaine importance est découvert, des organes anciennement connus offrent des aspects nouveaux sous lesquels ils ont besoin d'être envisagés; aussi pour faire comprendre ce que nous avons à dire sur le siége, les usages, etc., du liquide céphalo-rachidien, est-il nécessaire que nous fassions quelques remarques relatives à la disposition physique de la dure-mère et de l'arachnoïde.

Dure-mère.

Adhérente aux os du crâne par un grand nombre de

filaments fibreux qui s'engagent dans les petites ouvertures que présentent ces os, la dure-mère est constamment
en contact avec les parois osseuses qu'elle revêt, sans jamais s'en écarter ni glisser d'un point à un autre, condition physique en harmonie avec la solidité et la fixité du
mécanisme propre au crâne.

Les divers mouvements qu'exerce le rachis nécessitaient
au contraire des glissements fréquents de la dure-mère
sur les parois du canal vertébral, surtout en arrière. Aussi
les liens qui attachent cette membrane au canal rachidien
sont-ils très-différents de ceux qui l'unissent au crâne.

Le mode d'adhérence de la dure-mère rachidienne
avec le canal vertébral varie selon les côtés : en arrière la
membrane a pour moyen d'union avec la paroi osseuse
et ligamenteuse qu'elle tapisse, un tissu cellulaire, dont
les lames longues et minces laissent entre elles des intervalles ordinairement remplis par des vésicules graisseuses
plus ou moins abondantes suivant l'état d'embonpoint ou
de maigreur des sujets.

A la face antérieure, outre les lames cellulaires, on en
rencontre beaucoup d'autres d'un aspect brillant-nacré
et de nature fibreuse ; nombre d'entre elles partant
du ligament vertébral postérieur et en étant la continua-
tion, vont se perdre dans le tissu de la dure-mère. Plusieurs,
après s'être séparées du ligament, viennent s'unir intimement avec la méninge fibreuse, pour revenir de nouveau se
confondre avec le ligament, formant ainsi des arcades qui
fixent la dure-mère soit en bas, soit en haut, en limitant le
glissement de la membrane dans l'une et l'autre de ces
directions.

Latéralement la dure-mère est fixée par les prolongements fibreux qui accompagnent et enveloppent les nerfs
vertébraux jusqu'aux trous de conjugaison.

Indépendamment de cette disposition générale, le mode
de jonction de la dure-mère avec le canal vertébral présente des différences remarquables, selon les régions.

Au cou, elle est fortement unie en avant au ligament
atloïdo-occipital, ainsi qu'au corps de la deuxième et à
celui de la troisième vertèbre cervicale, par des fibres ré-
sistantes dirigées de bas en haut, et allant par conséquent
des vertèbres à la dure-mère; en arrière l'adhérence avec
l'arc postérieur de l'atlas est loin d'être complète; le mode
de jonction y est établi par une simple cellulosité non
fibreuse.

Depuis la première vertèbre dorsale jusqu'à la sixième
l'adhérence est aussi celluleuse; les fibres en sont lâches,
extensibles, et permettent à la dure-mère des changements
de rapport étendus; mais à compter de la sixième vertèbre dorsale l'adhérence devient beaucoup plus fixe, les
fibres sont plus nombreuses, plus rapprochées, plus solides;
elles prennent le caractère aponévrotique; elles forment
des espèces de membranes, et à mesure que l'on descend
elles se multiplient et acquièrent encore plus de résistance.

C'est surtout à la région lombaire que les moyens d'u-
nion entre le sac des méninges et le canal qui le contient
se multiplient et se renforcent. Ici le tissu cellulaire,
les cordons fibreux, les lames aponévrotiques, sont en
foule. Les fibres celluleuses n'ont point de direction
fixe, mais les aponévrotiques forment une série de ban-

delettes à droite et à gauche; ces bandelettes sont dirigées de bas en haut et d'avant en arrière, s'étendant
du ligament postérieur du corps des vertèbres à la dure-
mère; la plupart s'insérant entre les racines antérieures
et postérieures des nerfs rachidiens, d'autres se joignant
aux gaînes même de ces racines.

A l'extrémité inférieure du sac membraneux les moyens
d'assurer la fixité de la membrane et de s'opposer à son
ascension dans les tractions qui ont lieu à chaque mouvement de flexion de la tête ou du rachis ne sont ni moins nombreux ni moins solides. Les brides, les languettes fibreuses,
les arcades aponévrotiques, sont accumulées, et la dure-mère
elle-même se prolonge sous la forme d'un faisceau fibreux
qui va se confondre avec le ligament vertébral postérieur
en l'accompagnant au sacrum et même jusqu'au coccyx.

En résumé les moyens d'union entre la dure-mère et
les parois du canal rachidiens sont tels que d'une part
ils assurent une situation déterminée à cette membrane, et que d'une autre ils lui permettent de se prêter
aux différents mouvements de la colonne vertébrale ainsi
qu'à ses variations diurnes de hauteur. En suivant avec
attention ces divers modes de jonction on pourrait en
conclure les mouvements de flexion, torsion, etc., qui sont
permis à la colonne vertébrale prise en totalité, ou qui sont
propres à chacune de ses régions cervicale, dorsale ou
lombaire.

Au cou, par exemple, la dure-mère n'est guère fixée
que sur les côtés par les gaînes qu'elle fournit aux paires
cervicales; en avant, à partir de la troisième vertèbre, et
en arrière, elle est à peu près libre; mais aussi la région

cervicale du rachis est-elle la plus favorisée pour l'étendue et la variété des mouvements.

Arachnoïde.

La face interne de la dure-mère est tapissée par la lame
adhérente de l'arachnoïde, et donne insertion à un certain nombre de petites brides celluleuses ou vasculaires
qui maintiennent en contact les deux lames de l'arachnoïde. Ce contact est de plus entretenu aux régions
cervicale et dorsale par le *ligament dentelé.*

Bien que la séreuse cérébro-spinale soit, comme la plupart des séreuses, un sac sans ouverture, elle offre aussi
une disposition qui lui est propre et qu'elle ne partage
avec aucune autre membrane de ce genre; disposition
curieuse, négligée des anatomistes modernes, et qui ne
pouvait d'ailleurs être remarquée qu'autant qu'on n'ignorait point l'existence du liquide céphalo-rachidien.

Selon l'ordonnance générale des membranes séreuses,
l'arachnoïde qui correspond au cerveau, *lame viscérale,*
selon le langage de l'école, devrait, si elle était disposée
comme le feuillet cardiaque du péricarde, par exemple,
ou le testiculaire de la tunique vaginale, être appliquée
immédiatement sur l'organe et y adhérer; elle en est au
contraire séparée par un intervalle dont la grandeur est
variable. Dans cet intervalle réside le liquide céphalo-
rachidien.

La conformation, la largeur de cet espace varient beaucoup, selon les points de la surface cérébrale ou spinale

où on l'examine ; mais, quelle que soit son étendue, il est durant la vie constamment plein de liquide.

Pour se former une idée juste de la disposition de la feuille séreuse, qui forme la paroi externe de cet espace, en même temps que de ses dimensions en tous sens, je fais la préparation suivante :

J'enlève avec les précautions d'usage pour ne pas léser les parties sous-jacentes, les lames de toutes les vertèbres et la plus grande partie des os larges du crâne; je mets ainsi à découvert, dans toute sa surface postérieure, la dure-mère rachidienne et celle des parties supérieure, antérieure et latérales de la tête; je fais ensuite à l'extrémité inférieure du canal membraneux de l'épine une petite incision qui pénètre jusqu'à l'espace sous-arachnoïdien ; je laisse écouler le liquide cérébro-spinal, et je souffle à sa place, au moyen d'un tube, de l'air autant que le canal en peut contenir. L'arachnoïde et la dure-mère se trouvant ainsi distendues , j'applique une ligature pour empêcher la sortie de l'air que je viens d'introduire. En prenant le soin le plus scrupuleux de laisser intacte l'arachnoïde, j'incise la dure-mère sur la ligne médiane, dans toute la longueur du rachis, et je termine par une double incision qui s'étend jusqu'au front en passant à droite et à gauche de la tête. Je la renverse sur les côtés, et je découvre de cette manière l'arachnoïde dans une étendue très-considérable. Cette membrane apparaît alors, transparente et maintenue par l'air insufflé à une distance assez considérable du cerveau et de la moelle épinière qu'elle enveloppe.

En écartant ainsi la dure-mère de l'arachnoïde, il faut faire attention de respecter de petites brides transparentes çà et là qui vont de l'une à l'autre de ces membranes. Ce sont de petits canaux cylindriques du même tissu que l'arachnoïde; ils donnent ordinairement passage à une veinule sans contracter d'adhérence avec ce vaisseau; si on ne les respecte point et qu'au contràire on les coupe à mesure qu'ils se présentent, l'air contenu dans la cavité sous-arachnoïdienne s'échappe promptement par cette voie peu connue encore, je crois, des anatomistes, et l'arachnoïde ne tarde pas à s'affaisser.

Ainsi mise à nu dans toute l'étendue de sa face postérieure, l'arachnoïde, distendue par l'air, montre clairement que ses dimensions sont en rapport, non avec celles du cerveau ou de la moelle épinière, mais bien avec celles du crâne et du canal vertébral, et qu'elle est disposée de manière à contenir à la fois et l'organe cérébro-spinal et le fluide qui l'environne de toutes parts.

Soulevée et distendue par l'air, l'arachnoïde du rachis présente une disposition remarquable, et qui, je pense, n'a point encore été décrite: c'est un sillon flexueux et opaque qui s'étend depuis la région cervicale jusqu'à la partie inférieure de la région dorsale. Cette espèce de raphé correspond à une cloison membraneuse, véritable médiastin postérieur de la cavité sous-arachnoïdienne. Il est placé sur la ligne médiane et formé de lamelles minces et transparentes, irrégulièrement séparées par de petits intervalles de grandeur et de forme très-variées, qui se voient dans la cavité sous-arachnoïdienne et qui permettent au liquide céphalo-rachidien de passer facilement de droite à gauche et *vice versa*. (Voy. pl. 1, fig. 2.) Dans les autres points l'arachnoïde est attachée à la pie-mère par un grand nombre

de vaisseaux sanguins entremêlés de filaments cellulaires
irrégulièrement disposés, mais plus abondants au cou qu'au
dos et aux lombes. C'est le *tissu cellulo-vasculaire sous-arachnoïdien ;* il est constamment baigné par le liquide.

L'arachnoïde offre comme toutes les séreuses un contact
permanent entre son feuillet viscéral et son feuillet extérieur ou adhérent ; ce contact entre les deux feuillets de
la membrane se voit dans toute son étendue et jusque dans
les canaux fibreux de la dure-mère, qui entourent et accompagnent les nerfs jusqu'à leur sortie du crâne ; ainsi
sont tapissées plusieurs cavités dont nous aurons occasion
de parler plus tard.

Concluons que l'arachnoïde est conformée dans toute son
étendue pour être appliquée à la dure-mère et non pour
servir de tunique immédiate à l'organe cérébro-spinal.

Il est aujourd'hui connu de tous les anatomistes que cette
membrane ne s'engage pas dans la cavité des ventricules,
ainsi que Bichat l'avait supposé, dans l'intention de com-
pléter ses idées favorites sur les séreuses ; malgré cette rec-
tification, l'arachnoïde n'en est pas moins semblable aux
autres séreuses, à l'exception de son feuillet viscéral qui
n'est point adhérent à l'organe et qui offre le poli séreux
sur ses deux faces (1).

Cette membrane forme en effet un sac sans ouverture (2),

-----

(1) Voyez mes recherches sur ce sujet dans une édition du *Traité des
Membranes* que j'ai publiée il y a quelques années. Paris, 1829.

(2) Je suis loin d'être convaincu par mes dissections que l'arachnoïde se
réfléchisse sur la dure-mère pour donner à cette membrane son aspect lisse et
brillant. Rien ne s'oppose à ce que la face interne de la fibreuse cérébrale

qui renferme le système cérébro-spinal sans le contenir dans sa cavité propre. Pour se représenter la disposition, l'étendue de l'arachnoïde et les dimensions de *la cavité céphalo-rachidienne*, il faut supposer, ce qui ne serait pas impossible à exécuter, que le cerveau, la moelle et tous les nerfs qui en partent, sont enlevés et remplacés par de l'air ; l'arachnoïde sera partout appliquée contre la dure-mère, ou si l'on veut ses deux lames seront partout en contact : le grand espace intérieur qu'elle revêtra est la cavité *céphalo-rachidienne*, qui sur l'animal vivant est rempli complétement d'une part par l'organe cérébro-spinal et les nerfs qui en naissent, et de l'autre par le liquide céphalo-rachidien. La dure-mère joue ici le rôle que la sclérotique remplit relativement à l'œil.

Système veineux intra-rachidien.

Je ne dois pas terminer ces considérations anatomiques sans parler de l'appareil veineux que renferme le rachis, et qui est placé entre la dure-mère et les parois du canal

---

ne soit polie, lisse, et en tout semblable à celle d'une séreuse. En cherchant à séparer par le scalpel l'arachnoïde réfléchie ou prétendue telle, on arrive à partager la dure-mère assez facilement en plusieurs lames ; mais quelque minces, quelque voisine de la face interne, qu'elles soient, elles conservent toujours le caractère fibreux, c'est-à-dire qu'elles sont opaques-nacrées, et qu'elles offrent une résistance de beaucoup supérieure à celle d'une séreuse véritable, et particulièrement du feuillet cérébral de l'arachnoïde. Il serait intéressant de reprendre sous ce point de vue l'histoire des séreuses, en laissant de côté toute idée scolastique préconçue ; mais rien n'est plus difficile que de dépouiller notre esprit des erreurs qui sous le nom de vérités s'y sont introduites dès nos premières études.

rachidien adhérant à l'une et à l'autre de ces parties, et concourant par conséquent à les lier entre elles.

Cet appareil se compose des sinus vertébraux et des nombreuses veines qui s'y ouvrent; il règne dans toute la longueur de la cavité rachidienne sous la forme d'un lacis vasculaire irrégulier, dont les mailles nombreuses enveloppent la dure-mère. (Voy. pl. 1, fig. 2, et pl. 2, fig. 1.)

Ayant des parois libres, et différant en cela des sinus cérébraux qui sont renfermés entre les lames de la dure-mère, le système veineux intra-rachidien se gonfle et se resserre suivant les mouvements de la respiration, les efforts, les cris, la toux, etc.; il remplit ainsi un office important relatif aux mouvements du liquide céphalo-rachidien. Nous aurons occasion d'en parler par la suite.

DOUBLE SIÉGE DU LIQUIDE CÉPHALO-RACHIDIEN.

Non-seulement le liquide céphalo-rachidien enveloppe de toutes parts la moelle épinière, le cervelet et le cerveau, en remplissant les creux, anfractuosités, sillons, scissures, que présente la surface de ces organes, ainsi que les intervalles qui les disjoignent, mais le même fluide occupe les cavités creusées dans le cervelet, la moelle allongée, la protubérance annulaire, les lobes cérébraux, et y pénètre jusque dans leurs recoins les plus cachés.

Ce liquide a donc deux siéges distincts, l'un à la surface de l'organe cérébro-spinal entre la pie-mère et l'arachnoïde dans l'espace sous-arachnoïdien; l'autre dans les cavités de l'encéphale.

Suivons-le dans ces deux localités, et voyons comment il s'y comporte.

Liquide de la surface du cerveau et de la moelle épinière.

La couche liquide qui revêt et enveloppe l'organe céré-bro-spinal contient aussi les racines nerveuses et les nerfs eux-mêmes jusqu'à leur sortie du crâne, ou du rachis, par les ouvertures qui leur sont respectivement destinées : cette couche a nécessairement une étendue beaucoup plus considérable que l'organe cérébro-spinal lui-même; elle s'étend en effet de la deuxième pièce du sacrum où se termine l'espèce de sac formé par les méninges rachidiennes, jusqu'à l'ethmoïde et l'os frontal.

Dans ce long trajet le liquide céphalo-rachidien est distribué d'une manière variée et qui mérite d'arrêter un moment l'attention. Examinons d'abord sa disposition dans le rachis, nous le suivrons ensuite dans le crâne.

Distribution du liquide dans le rachis.

Le prolongement rachidien est de toute part baigné par le liquide céphalo-spinal, mais l'épaisseur de la couche liquide qui l'entoure n'est pas uniforme; en arrière, depuis la première vertèbre cervicale jusqu'au renflement terminal de la moelle, elle a plusieurs lignes; à partir de cepoint elle diminue et finit, vers le sacrum, par disparaître presque entièrement, les nerfs rachidien étant là en contact avec l'arachnoïde (Voy. pl. 2, fig. 2.)

En avant c'est l'opposé qui existe : la couche liquide est très-mince depuis le trou occipital jusqu'à la deuxième vertèbre lombaire, mais elle augmente en se rapprochant du sacrum, où elle acquiert jusqu'à 5 ou 6 lignes de profondeur. (Voy. pl. 2, fig. 2.)

Quelle que soit l'épaisseur de la couche formée par le liquide, soit en avant, soit en arrière de la moelle épinière, il est important de connaître que non-seulement la moelle est de toutes parts enveloppée dans le liquide, mais chaque racine antérieure ou postérieure, chaque vaisseau, chaque nerf y est lui-même plongé et pour ainsi dire suspendu; d'où résulte ce fait remarquable et neuf en anatomie, savoir, que les nerfs qui partent de la moelle pour sortir du rachis ne sont ni accollés sur la moelle ni appliqués les uns sur les autres, ainsi qu'ils apparaissent quand le liquide céphalo-rachidien est écoulé.

C'est surtout pour le faisceau nerveux nommé la *queue de cheval* que le phénomène dont je parle mérite d'être signalé. Jamais les anatomistes n'auraient créé une telle dénomination s'ils eussent habituellement vu les nerfs lombaires et sacrés plongés dans le liquide céphalo-rachidien, car la comparaison de ces nerfs avec la queue d'un cheval aurait été ridicule, tandis qu'elle n'est pas sans quelque vérité quand ces nerfs sont à sec et réunis dans une seule et même masse. (Voy. pl. 2, fig. 1 et 2, et pl. 3, fig. 6, 7.)

Latéralement le liquide sépare les racines antérieures des postérieures et les acompagne presque jusqu'à leur jonction. En outre à la région cervicale il soutient le nerf accessoire. (Voy. pl. 2, fig. 1.)

L'épaisseur de la couche que forme le liquide cérébro-spinal autour de la moelle varie en avant, en arrière ou latéralement, suivant les divers mouvements et positions que prend la colonne vertébrale. Nous étudierons ce sujet curieux et nouveau quand nous traiterons des usages du fluide.

Distribution du liquide à la surface du cerveau.

La distribution du liquide cérébro-spinal à la surface du cervelet et du cerveau n'est pas aussi facile à saisir que celle du même liquide autour de la moelle épinière : on pourrait dire d'une manière générale qu'il y est partout placé entre la pie-mère et l'arachnoïde, mais ce simple énoncé serait insuffisant.

Si nous prenons le liquide à la hauteur du trou occipital, point où il se confond avec celui du rachis, nous voyons qu'en arrière il forme au-dessous du cervelet une couche considérable, qui d'un côté écarte l'arachnoïde, en l'appliquant contre la fibreuse extérieure, et de l'autre baigne les abords du quatrième ventricule, où elle pénètre de proche en proche en commençant par l'excavation anguleuse que les anatomistes appellent le *bec de la plume.* Chez l'adulte l'épaisseur de la couche est en cet endroit de 6 à 7 lignes, son étendue longitudinale peut aller jusqu'à 1 pouce (Voy. pl. 2, fig. 1 et 2.) Elle est traversée çà et là par quelques vaisseaux sanguins le plus souvent veineux. Au-dessus et dans toute l'étendue de la face postérieure du cervelet, le liquide s'introduit dans le tissu cellulo-vasculaire qui unit la pie-mère à l'arachnoïde; il occupe les aréoles de la pie-mère, qui en est partout imbibée et saturée.

C'est en conservant cette disposition que le liquide passe de la face postérieure du cervelet à la face supérieure du même organe qu'il recouvre jusqu'au voisinage des tubercules quadri-jumeaux, dans la concavité du rebord interne de la tente.

A partir de ce lieu, le liquide cesse d'être une lame mince placée entre la pie-mère et l'arachnoïde; il forme au contraire une masse unique, qui occupe l'intervalle compris entre les tubercules quadrijumeaux en bas, le cervelet en arrière, la glande pinéale et le corps calleux en avant, les pédoncules du cerveau inférieurement et sur les côtés. L'arachnoïde recouvre cette collection liquide en haut et latéralement, mais non à la partie inférieure où le liquide est en grande partie contenu dans les cellules de la pie-mère, et où il baigne les veines de Galien et quelques veinules qui vont s'ouvrir dans les sinus voisins.

De ce point central le liquide s'étend et se propage dans plusieurs directions : en bas il couvre la surface des tubercules quadri-jumeaux; en bas et en dehors il contourne les pédoncules et va gagner leur face latérale externe; en arrière et en bas il se confond avec le liquide de la face supérieure du cervelet; en haut et en arrière il se propage sous la face inférieure des lobes cérébraux, où il se trouve placé au-dessus de l'arachnoïde; en avant et en haut il s'étend dans l'intervalle des lobes, au-dessous du bord inférieur de la faux et au-dessus du mésolobe; de là il passe sur la face interne de chaque lobe, et vient bientôt gagner leur face supérieure; en avant et au-dessous le liquide s'étend dans le tissu de la toile choroïdienne et peut gagner par cette voie l'intérieur des ventricules. C'est au moins ce que j'ai vu fréquemment arriver dans les injections que j'ai faites pour étudier la distribution du liquide : ici c'est de proche en proche et par une véritable imbibition que le liquide parcourt la pie-mère des ventricules, et non par un canal ou des canaux particuliers.

A la superficie des lobes cérébraux le liquide occupe une étendue beaucoup plus considérable que le premier coup d'œil ne l'indique : non seulement il recouvre les circonvolutions et passe de l'une à l'autre, à l'instar de l'arachnoïde, mais il s'enfonce dans les anfractuosités et pénètre jusqu'à leur fond ; en un mot il accompagne partout la pie-mère, depuis la surface des lobes jusqu'aux dernières limites des scissures profondes qui séparent les lobes ou lobules cérébraux.

Si nous revenons maintenant au trou occipital, pour suivre le liquide cérébro-spinal à la face inférieure de l'organe encéphalique et à la base du crâne, nous verrons que la couche qu'il forme s'étend jusqu'à la fosse ethmoïdale, en comblant les nombreuses inégalités que présente la face inférieure du cerveau ou du cervelet. Cette couche loge tous les nerfs qui, partant de la moelle allongée, du pont, des pédoncules du cerveau et du cerveau lui-même, sont destinés à sortir du crâne. La plupart sont long-temps plongés dans le liquide qui les accompagne jusqu'au moment où ils traversent les trous destinés à leur passage. Ce séjour, prolongé au milieu d'un liquide dont les propriétés physiques varient peu, et dont la température doit être sensiblement constante, a sans doute quelque avantage encore ignoré. Aucun nerf cérébral ne fait exception à cette règle ; s'il naît par des racines distinctes comme la huitième ou neuvième paire, celles-ci sont isolées et maintenues à distance les unes des autres ; si les nerfs sont minces et flexibles comme la quatrième, la sixième et la troisième paire, ils sont soutenus et baignés par le liquide dans le trajet qu'ils parcourent à l'intérieur du crâne depuis leur origine jusqu'au trou qui leur livre passage pour en sortir.

Mais le nerf qui, sous ce rapport, offre la disposition le plus caractéristique est sans aucun doute la cinquième paire. Après un court chemin où ses deux portions musculaire et sensitive sont plongées au milieu de la couche de liquide commune à tous les nerfs cérébraux, ce nerf s'engage dans une ouverture de la dure-mère, située au-dessus du sommet du rocher; cette ouverture conduit dans une excavation assez considérable, où la partie sensible se transforme en un ganglion entièrement différent des ganglions rachidiens sous ce rapport, dont aucun anatomiste que je sache n'a parlé; le liquide pénètre avec le nerf dans cette cavité; il y forme un lacuole spécial qui baigne le ganglion, en isole les fibres, en imbibe le tissu, ainsi que les origines des trois branches nerveuses qui en partent, ophthalmique, maxillaire supérieur et maxillaire inférieur.

Dans les études anatomiques que j'ai faites pour connaître la distribution du liquide à l'intérieur du crâne, il m'est arrivé fréquemment de voir la cavité *ganglionienne* de la cinquième paire entièrement remplie, et la matière injectée pénétrer jusque dans l'hiatus Fallopii. Etait-ce par une communication directe? était-ce par imbibition? Je n'ai pas encore suffisamment éclairci le fait.

Le liquide accompagne le nerf acoustique et le facial jusqu'au fond du trou auditif interne, il n'a aucune communication directe et libre avec le liquide labyrinthique;

mais le mélange doit facilement se faire par imbibition à travers la membrane qui ferme le vestibule de ce côté. Le même mécanisme physique permet aussi l'introduction du liquide dans le canal spiroïde du nerf facial, où il peut encore arriver comme, il vient d'être dit, par l'hiatus de Fallope.

L'introduction du liquide céphalo-rachidien dans les cavités du labyrinthe peut aussi avoir lieu par l'aqueduc du vestibule, dont l'orifice évasé est constamment plein de liquide céphalo-rachidien.

Au-dessus de la cinquième paire le liquide s'enfonce dans les fosses temporales, où il revêt les circonvolutions et anfractuosités cérébrales; il passe outre, et va recouvrir la face inférieure des lobes antérieurs, les fosses orbitaires, et se confondre avec la couche qui est parvenue au même point en cheminant par la face supérieure ou latérale des lobes cérébraux. Dans toute l'étendue de la face inférieure des lobes le liquide ne se voit que dans les creux ou intervalles des saillies; les circonvolutions en sont à peine revêtues et reposent directement sur les membranes et médiatement sur les os, où leur configuration se trouve imprimée, tandis que les traces en sont à peine visibles à la voûte du crâne. Le poids des lobes dans la position verticale ne doit pas être étranger à ce phénomène.

Sur la ligne médiane le liquide forme une couche d'une épaisseur considérable, surtout près le bord antérieur du mésocéphale jusqu'en avant de la décussation des nerfs optiques. Dans ce trajet non-seulement il enveloppe ces deux nerfs volumineux, mais il entoure exactement la tige pituitaire qu'il accompagne jusqu'à sa jonction avec le corps du même nom ; le liquide va même encore plus loin , car il passe avec la tige à travers l'ouverture circulaire qui lui est propre, et se répand sur la glande pituitaire dont il pénètre letissu.

Après avoir abandonné les nerfs optiques au moment où ils pénètrent dans l'orbite, le liquide céphalo-rachidien s'engage dans la fosse ethmoïdale, où il mouille les nerfs olfactifs jusqu'au moment où ils s'enfoncent dans les trous de la lame criblée de l'ethmoïde.

On a vu que dans certains points de la superficie de l'encéphale le liquide offre une abondance de beaucoup supérieure à celle qu'il présente dans les autres lieux de cette superficie. Ce sont des espèces de *confluents* qui méritent d'être remarqués.

Le premier ou *confluent postérieur* et le plus considérable est situé au-dessous et en arrière du cervelet (voy. pl. 2 , fig. 2);

Le deuxième ou *confluent inférieur* se voit au-devant de la protubérance annulaire et entre les pédoncules du cerveau, il loge l'artère basilaire (voy. pl. 2, fig. 1 et 2);

Le troisième ou *confluent supérieur* est placé derrière, au-dessus et sur les côtés de la glande pinéale (voy. pl. 2, fig. 2);

Le quatrième ou *confluent antérieur* existe au-dessus de la décussation des nerfs optiques, et au-dessous de la lame cendrée qui ferme en avant et en bas le troisième ventricule (*Id.*).

On pourrait adjoindre à ces confluents les petites masses liquides qui baignent à droite et à gauche le ganglion de la cinquième paire. Ce serait alors les *confluents latéraux*.

Distribution du liquide céphalo-rachidien dans les cavités de l'encéphale. Orifice commun de ces cavités.

Le cerveau, le cervelet, le mésocéphale offrent à leur intérieur des cavitésconstantes qui communiquent les unes avec les autres, et se continuent sans interruption depuis la moelle allongée jusqu'à la partie antérieure des lobes cérébraux; dans beaucoup d'animaux elles se prolongent jusqu'à l'ethmoïde par l'intermédiaire des lobes ou nerfs olfactifs.

Si donc nous déterminons, avec la précision et l'exactitude que comporte de nos jours l'anatomie, un point ou plutôt une ouverture par laquelle le liquide trouve une entrée libre pour pénétrer dans l'une des cavités internes de l'encéphale, nous saurons aussitôt comment il peut les remplir toutes.

Bichat, dans son célèbre *Traité des Membranes*, s'efforce de prouver que l'arachnoïde pénètre dans les ventricules, et que cependant cette membrane conserve sa conformation régulière de membrane séreuse; il décrit une ouverture qui, selon lui, se trouve entre les veines de Galien au voisinage du lieu où elles viennent s'ouvrir dans le sinus droit. Cette ouverture est, selon Bichat, l'orifice d'un canal qui, traversant le tissu vasculaire de la toile choroïdienne, va, disait-il, se terminer en s'ouvrant dans le troisième ventricule; mais il n'a jamais pu fixer le lieu où s'ouvrirait ce canal, et il se fait même à cette occasion des objections que, dans sa bonne foi, il laisse non résolues: il s'étonne, par exemple, que les épanchements aqueux des ventricules ne se répandent point dans la cavité de l'arachnoïde, puisque le canal qu'il décrit devrait leur offrir un libre passage. Il est obligé de supposer que le liquide, en distendant les ventricules, ferme l'orifice interne du canal et s'oppose ainsi à sa propre sortie; supposition qui répugne aux lois de la mécanique. En effet le liquide, pressant en tous sens les parois du troisième ventricule, devrait au contraire distendre circulairement l'orifice du canal, et s'ouvrir ainsi une issue pour atteindre la cavité de l'arachnoïde.

Mais quand bien même l'ouverture dont parle Bichat ne serait pas l'illusion de son génie et aurait au contraire une existence réelle, ce que je nie positivement, elle ne nous satisferait point, puisque, s'ouvrant dans la cavité de l'arachnoïde, elle n'établirait aucune communication entre les cavités occupées par le liquide dans l'intérieur du cerveau et le lieu où séjourne le même liquide à l'extérieur de cet organe. On a vu précédemment que le liquide est entièrement hors de la cavité arachnoïdienne.

Mais la véritable ouverture constante et normale par laquelle passe le liquide céphalo-rachidien constamment, soit pour entrer dans les ventricules, soit pour en sortir, n'est point le lieu indiqué par l'illustre auteur de l'*Anatomie générale;* elle se voit à la terminaison inférieure du quatrième ventricule, à l'endroit nommé le bec de la plume (Voy. pl. 2, fig. 2 b.) par les anatomistes anciens.

Pour s'assurer de l'existence de cet orifice, il suffit de soulever et d'écarter quelque peu l'un de l'autre les lobules de l'éminence vermiforme inférieure du cervelet; et, sans rompre aucune des adhérences vasculaires qui unissent cette partie cérébelleuse avec la pie-mère spinale, on aperçoit l'excavation anguleuse qui termine le quatrième ventricule. Sa surface est lisse, polie, et se prolonge jusque dans le ventricule du cervelet. Telle est la partie antérieure de l'ouverture : les parties latérales et supérieures sont formées par les plexus choroïdes de l'organe et par une lame médullaire cornée (valvule de Tarin), dont l'étendue est plus ou moins considérable, et dont le bord adhérent est inséré sur le contour latéral et saillant du quatrième ventricule.

Quant à la forme et aux dimensions de l'ouverture, elles sont variables suivant les individus, et suivant la quantité du liquide cérébro-spinal, à tel point que, dans les grandes abondances de ce liquide, l'ouverture peut admettre l'extrémité du doigt. (Voy. pl. 4, fig. 9.)

Le plus souvent, et avec la quantité normale du liquide, l'ouverture n'a guère que deux à trois lignes de diamètre en tous sens, encore est-elle fréquemment partagée en plusieurs divisions par des vaisseaux qui de la moelle allongée passent au cervelet. Quelquefois elle est rétrécie par l'une ou par les deux artères cérébelleuses postérieures qui cheminent au devant. (Voy. pl. 4, fig. 2.)

J'ai nommé cette ouverture ORIFICE *des cavités encéphaliques ;* c'est qu'en effet dès que le liquide cérébro-spinal y est supposé arrivé, rien ne met obstacle à ce qu'il puisse pénétrer dans toutes les cavités du cervelet et du cerveau. Les injections aqueuses ou autres qui sont faites par le rachis dans l'espace sous-arachnoïdien, ne manquent jamais d'arriver jusque dans les ventricules latéraux. La route qu'elles suivent est connue de chacun, et si je la rappelle ici c'est pour ne rien omettre d'important.

Le liquide entre d'abord dans le ventricule du cervelet, et le remplit complétement, en écarte les parois, soulève la valvule de Vieusens, puis il s'engage dans le canal de communication qui du quatrième ventricule se rend dans le troisième, et que Silvius a si bien nommé *aqueduc*.

Dans cette cavité centrale le liquide se comporte comme nous venons de le dire pour la cavité du cervelet. Il en presse en tous sens les parois, et, suivant les variations de son volume, il les écarte plus ou moins les unes des autres. En arrière, après avoir franchi la commissure postérieure, il s'engage dans l'excavation que surmonte la glande pinéale, il baigne ensuite la face antérieure de cette glande, ainsi que le tissu celluleux vasculaire qui clôt en arrière le troisième ventricule ; en haut le liquide est en rapport avec la face inférieure de la voûte, il franchit la commissure des couches optiques, puis s'engage à droite et à gauche dans l'ouverture qui fait communiquer le troisième ventricule avec le latéral et où commence le plexus choroïde.

En avant le liquide est en contact avec la lame de substance grise qui ferme en ce point le ventricule, puis il descend dans la cavité de l'*infundibulum* qui se trouve ainsi rempli en dedans et baigné au dehors par le liquide céphalo-rachidien.

Les ventricules latéraux sont aussi remplis par le liquide jusqu'à la partie la plus reculée de leur extrémité postérieure. Sur la ligne médiane le liquide du ventricule gauche n'est séparé de celui du droit que par le *septum lucidum*, dont les dimensions sont en général déterminées par le plus ou moins d'abondance habituelle du liquide dans les ventricules.

C'est dans la grande cavité des lobes cérébraux que le liquide a le plus souvent été remarqué par les médecins. Il ne se fait guère d'autopsie un peu soignée sans que l'on signale une certaine quantité de *sérosité limpide* dans les ventricules. Cette circonstance tient à la manière dont on examine le cerveau. S'il reste en place, soutenu par la base du crâne, et qu'on agisse par section horizontale, on arrive bientôt aux ventricules et l'on y aperçoit le liquide. Si le cerveau est enlevé et posé sur la table, soit que l'on procède à son examen par la face supérieure ou par l'inférieure, le liquide ne s'écoule point ou s'écoule incomplétement, et il s'en rencontre toujours une certaine quantité dans les ventricules.

Toutefois le liquide des grandes cavités cérébrales ou ventricules latéraux communique librement avec celui de la cavité moyenne ou troisième ventricule par les ouvertures dites de Monro. Je propose de nommer désormais ces ouvertures *orifices des grandes cavités cérébrales.* Leur usage, ignoré jusqu'ici, est de donner passage, soit pour entrer, soit pour sortir, au fluide céphalo-rachidien.

Telle est la distribution générale du liquide céphalorachidien, à la superficie de l'organe cérébro-spinal, et à l'intérieur des cavités du cerveau.

QUANTITÉ DU LIQUIDE CÉPHALO-RACHIDIEN.

La quantité du liquide céphalo-rachidien varie suivant nombre de circonstances, l'âge, la taille de l'individu, le volume du système cérébro-spinal, les dimensions des cavités du cerveau, la conformation des circonvolutions et des anfractuosités, etc. En règle générale, la quantité du liquide est en raison inverse du volume de l'organe cérébro-spinal ; et cela n'a rien qui doive surprendre, puisque, ainsi que nous le verrons plus tard, le liquide et l'organe cérébro-spinal se suppléent mutuellement pour s'opposer à la formation d'aucun vide dans la cavité du crâne et dans celle du canal vertébral.

Procédé pour recueillir le liquide céphalo-rachidien.

Pour être à même d'apprécier la quantité du liquide contenue dans la cavité sous-arachnoïdienne et dans celles de l'encéphale, on doit faire en sorte de le recueillir par un procédé qui n'en laisse perdre que le moins possible. Voici celui que j'ai adopté depuis plusieurs années.

Les diverses cavités qui contiennent le liquide communiquant entre elles, il faut le faire écouler à l'aide d'une ouverture déclive où sa propre pesanteur le conduise.

J'enlève les lames du sacrum et celles des vertèbres lombaires. Je mets ainsi à nu la partie des méninges qui correspond à ce point, en ayant grande attention, lors de l'ablation des portions osseuses, de ne déchirer ni la fibreuse ni la séreuse rachidienne. Cela fait, je détache avec précaution l'extrémité inférieure du canal membraneux qui contient le liquide ; les nerfs sacrés et une ou deux paires lombaires sont coupés au niveau des trous de conjugaison. Le prolongement membraneux, devenu libre, est lavé et nettoyé avec soin de manière à le débarrasser entièrement du sang, de la graisse, et des fragments de nerfs qui y tiennent encore ; l'extrémité de ce prolongement est mise dans une capsule ou simplement dans un verre ordinaire. A cet instant le tronc du sujet doit être relevé et placé dans la position verticale.

L'espèce de sac formé par les méninges est alors ouvert par un coup de ciseaux, et aussitôt le liquide coule avec facilité dans le vase destiné à le recevoir ; le plus souvent en formant un jet de plusieurs pouces d'étendue.

Par cette opération on recueille tout le liquide que contenait le rachis, et quelquefois aussi une bonne partie de celui de la tête ; pour obtenir autant que possible ce dernier, il faut *annuer* la tête plusieurs fois de suite ; ce mouvement a pour résultat de faire tomber par son poids le liquide de la cavité du crâne et de celles du cerveau dans l'espace sous-arachnoïdien du rachis, en même temps que l'air y fait ascension par bulles successives, comme il arrive à une bouteille qui se vide.

Mais il est rare que par cette simple perforation de l'extrémité pelvienne du sac rachidien des méninges on puisse obtenir la totalité du liquide céphalo-rachidien : la pression atmosphérique ne s'exerçant pas sur la portion du liquide qui est protégée par le crâne, celle-ci ne s'écoule point ainsi qu'il arrive au vin d'un tonneau qui n'est pas débondé. Que doit-on faire alors ? Exactement ce que font

les tonneliers qui veulent vider une barique : il faut sou-
mettre le liquide qui doit être déplacé à la pression de l'atmosphère.

Après avoir mis une ligature au-dessus de la perforation
faite aux membranes, et par laquelle s'est écoulée la portion
de liquide déjà recueillie, le crâne est scié circulairement
de manière à ne point intéresser la dure-mère et encore
moins le cerveau ; sans quoi on s'expose à perdre une certaine
quantité du liquide à recueillir ; et, ce qui est encore plus
fâcheux, le sang des veines cérébrales ouvertes s'y mêle et
en altère les propriétés physiques, etc.

Le crâne enlevé, la dure-mère se présente recouvrant
les circonvolutions cérébrales. Au même instant, la pression atmosphérique agit sur le liquide, qui sous cette influence se dirige bientôt vers la base du crâne et la cavité du rachis.

Ce déplacement de la couche que forme à la surface du
cerveau le liquide céphalo-rachidien n'est pas cependant
tellement rapide qu'on ne puisse le suivre par une ins-
pection directe; il suffit pour cela d'inciser la fibreuse, en
laissant intacte l'arachnoïde. On aperçoit alors cette couche
transparente, mince sur le sommet des circonvolutions,
plus épaisse dans les anfractuosités qui les séparent; une
ou plusieurs des circonvolutions n'arrivent-elles point jusqu'au niveau des autres, laissent-elles un intervalle sensible au-dessous de l'arachnoïde, le liquide remplit l'enfoncement et rétablit la courbure régulière de la surface
du lobe cérébral.

Cet aspect disparaît graduellement à mesure que le
liquide est déplacé par la pression atmosphérique, il faut

à peine quelques minutes pour que la plus grande étendue de la surface cérébrale se dépouille du liquide qui la revêtait.

Quand le liquide se trouve logé dans une anfractuosité profonde, retenu qu'il est par sa pesanteur et aussi par le tissu cellulo-vasculaire *piemèrien* dont il remplit les aréoles, il ne s'écoule point. Pour l'extraire, je me sers de la pipette des chimistes; perforant l'arachnoïde avec son extrémité acérée, je plonge dans le liquide partout où je l'aperçois, et je l'aspire dans l'instrument pour le verser immédiatement dans un vase; ou bien si je n'ai point de pipette, par des pressions légères, mais répétées, je force le liquide à se porter vers la base du crâne.

Voilà pour la superficie du cerveau. Disons maintenant comment il faut s'y prendre pour recueillir le fluide contenu dans les cavités de cet organe. Lorsque la quantité du liquide est normale, par le simple effet de la pression de l'air sur les lobes cérébraux, le liquide est chassé des ventricules latéraux dans le troisième; pressé de même dans celui-ci il s'engage dans l'aqueduc, et parvient ainsi jusqu'au quatrième, d'où, à travers l'ouverture que j'ai décrite, il tombe dans le sac membraneux rachidien, à l'extrémité duquel on a, comme je l'ai dit précédemment, placé une ligature. Il ne s'agit plus que de recourir au procédé déjà mis en pratique, c'est-à-dire qu'on ôte la ligature qui empêchait le liquide de s'écouler et qu'on le reçoit dans un vase approprié.

Quelquefois le liquide des ventricules est si abondant qu'il distend ces cavités, en formant une masse dont la plus

grande partie est placée au-dessous de l'ouverture de Monro,
unique voie par laquelle son écoulement peut avoir lieu
par l'effet de la pesanteur. Il faut dans ce cas le recueillir
sur place : un soulèvement en forme de voûte qu'offre à la
vue le mésolobe indique l'existence de ces collections
abondantes. Je fais alors une incision dans la profondeur du corps calleux, sur l'un ou l'autre côté de la
ligne médiane ; j'arrive ainsi jusqu'à la membrane médullaire transparente qui tapisse le ventricule, et qui me
permet de voir le liquide ; je n'ai plus qu'à y plonger ma
pipette pour me procurer en quelques aspirations tout le
liquide que contiennent les quatre ventricules ; s'il en
restait quelque peu, j'incise ces cavités à mesure qu'elles
se vident, et je puis très-facilement en pomper jusqu'aux
dernières traces.

Tel est le procédé à suivre si l'on veut prendre une idée
exacte de la quantité du fluide cérébro-spinal.

Il y a sans doute loin de ces minutieux détails d'exécution à la manœuvre généralement en faveur dans nos amphithéâtres pour ouvrir la tête, et qui consiste en une
vingtaine de grands coups de marteau qui mutilent les
os du crâne, déchirent les vaisseaux du cerveau, dépla-
cent le liquide, le mêlent à l'air et au sang, etc. Aussi n'est-il
pas surprenant qu'en suivant ce manuel grossier, des choses
très-apparentes, telles que des onces de liquide, échappent
à l'observation, et qu'aujourd'hui encore, malgré la publi-
cation de mes premiers mémoires sur le liquide céphalo-
rachidien, à peine commence-t-on à en tenir compte dans
les autopsies.

Quoi qu'il en soit, la quantité du liquide recueillie

par la méthode que je viens d'indiquer ou par toute autre qui atteindra le même but, varie suivant plusieurs circonstances; ces variations sont telles qu'il est à peu près impossible d'assigner exactement et durant sa vie la quantité de fluide d'un individu donné. La taille, les dimensions de la cavité crânio-rachidienne, le volume proportionnel du système cérébro-spinal, l'âge, l'état de maigreur ou d'embonpoint, etc., sont autant de causes qui, même dans la santé la plus prospère, font varier la quantité du liquide céphalo-rachidien.

En général, chez un sujet adulte et de taille moyenne, d'un médiocre embonpoint, on peut en obtenir deux onces au moins.

L'intervalle qui s'est écoulé entre l'instant du décès et celui de l'autopsie est encore une circonstance qui influe beaucoup sur la quantité du liquide. Si celle-ci est faite peu d'heures après la mort, la cavité sous-arachnoïdienne est remplie, il existe ce que l'on a si fréquemment nommé hydro-rachis, bien que ce soit l'état normal. Si, au contraire, vingt-quatre heures se sont écoulées, déjà une certaine quantité du liquide a disparu en s'imbibant dans les parties circonvoisines; après soixante-douze heures, il en reste à peine, surtout si la saison est chaude, circonstance qui favorise à la fois et l'imbibition et l'évaporation des fluides du cadavre.

Le malade a-t-il beaucoup maigri durant la maladie qui a précédé la mort, le cerveau et la moelle épinière ayant participé comme les autres organes à la diminution générale du volume du corps, le liquide a augmenté dans la proportion de leur émaciation.

Comparativement à la cavité du crâne, le cerveau est plus gros chez les enfants et les adultes que chez les vieillards. Chez ces derniers, quand ils sont parvenus à la décrépitude et surtout qu'ils sont tombés dans cet état affligeant nommé démence sénile, la masse encéphalique a diminué d'une manière très-apparente, les cavités intérieures du cerveau se sont considérablement dilatées ; les anfractuosités de la surface sont très-larges et séparent des circonvolutions à peine saillantes. Un notable intervalle existe entre le cerveau et l'arachnoïde, qui reste appliquée à la dure-mère ; une couche liquide épaisse de plusieurs lignes remplit cet intervalle. Aussi dans ces cas, qui sont communs parmi les vieillards indigents, ce n'est plus deux ou trois onces de liquide qu'on retire de la cavité cérébro-spinale, mais huit, dix et même douze, suivant le plus ou le moins d'atrophie du cerveau et les dimensions persistantes de la cavité encéphalique.

APPAREIL SÉCRÉTEUR DU FLUIDE CÉRÉBRO-SPINAL.

Si le fluide cérébro-spinal était contenu dans la cavité propre de l'arachnoïde, il n'y aurait matière à aucun doute sur son origine ; simple sérosité, elle aurait sa source dans l'exhalation séreuse. Mais il n'en est pas ainsi : le fluide céphalo-rachidien est dans une condition tout-à-fait exceptionnelle et qui n'a aucune analogie dans l'économie ; en rapport par sa surface extérieure avec la face viscérale d'un feuillet séreux, il enveloppe de toutes parts et baigne lui-même un tissu vasculaire où la circulation sanguine est très-active. Est-ce la séreuse qui l'enveloppe ou la membrane vasculaire qu'il entoure qui le sécrète à l'état normal et qui le reproduit quand il s'échappe accidentellement au dehors?

Le raisonnement fondé sur les faits physiologiques dès long-temps constatés peut ici nous fournir des inductions que nous vérifierons ensuite, comme on doit, ou plutôt comme on devrait toujours le faire, par l'expérience directe.

C'est par leur surface de glissement que se fait la perspiration des séreuses, et non par leur face adhérente ou viscérale. Si quelquefois il se rencontre des infiltrations aqueuses à l'extérieur des feuillets séreux, la source doit sans doute en être attribuée plus volontiers au tissu celluleux qu'elles occupent qu'à la membrane elle-même. Et pour le cas particulier de l'arachnoïde, à moins d'en avoir la preuve directe, il est difficile de supposer qu'elle puisse suffire à une sécrétion normale et abondante par sa surface viscérale.

Au contraire, la pie-mère, presque exclusivement tissue de vaisseaux sanguins, et ayant sous ce rapport beaucoup de ressemblance avec le parenchyme pulmonaire, offre les conditions les plus favorables à une sécrétion prompte et considérable; tout porte donc à la supposer l'organe sécréteur du fluide céphalo-rachidien.

Ces déductions rationnelles sont loin d'être contredites par l'observation. Qu'une portion de la pie-mère soit mise à découvert sur l'animal vivant, un chien vivant, un œil attentif voit transpirer un liquide qui s'évapore, il est vrai, à peu près aussi vite qu'il apparaît, mais qui suffit pour s'opposer au desséchement de la membrane.

Pour rendre ce phénomène de physique vitale plus sensible encore il faut injecter une certaine quantité d'eau à 3o° dans les veines de l'animal sujet de l'expérience; aussitôt l'exhalation liquide de la pie-mère se fait d'une manière plus rapide, et par conséquent plus apparente. Il n'est plus alors possible de douter que ce ne soit là la source véritable du liquide céphalo-rachidien. *

Le fluide cérébro-spinal se renouvelle avec promptitude.

Une petite ponction étant faite sur un animal vivant entre l'atlas et l'occipital, le fluide céphalo-rachidien s'échappe d'abord sous la forme d'un jet plus ou moins élevé, ou tout au moins sous celle d'un courant rapide. Quand cette première évacuation est opérée, il ne sort plus que par intervalles isocrones à l'expiration. Après quelques expulsions de ce genre, le liquide paraît épuisé. Si on ferme alors l'orifice au moyen d'un morceau de sparadrap ou simplement d'un peu de charpie maintenue par un bandage approprié, et qu'on abandonne l'animal à lui-même pendant vingt-quatre heures, le liquide se reproduit en quantité aussi considérable qu'avant la première expérience. Cet essai peut être répeté plusieurs jours de suite.

Il en est donc du fluide céphalo-rachidien comme des humeurs aqueuses et vitrées, qui, comme on sait, se forment et se renouvellent avec une telle facilité que dans les opérations chirurgicales sur l'œil on ne tient presque aucun compte de leur expulsion.

MOUVEMENTS DU LIQUIDE CÉPHALO-RACHIDIEN.

A l'opposé des autres liquides contenus dans quelques organes, tels que l'oreille, l'œil, etc., le liquide céphalo-rachidien, au lieu d'être calme et immobile, est continuellement agité de mouvements de flux et de reflux, qui ont pour effet de le faire passer de la cavité du crâne dans celle du rachis, et alternativement de l'en faire sortir. Pour juger de l'étendue de ce mouvement j'ai fait cet hiver, dans mon cours au Collége de France, l'expérience que voici : J'adapte à la cavité sous-arachnoïdienne, derrière l'occiput, un tube de verre de trois à quatre décimètres de haut et de quelques millimètres de diamètre, qui contient un peu d'eau colorée, et dès lors l'eau monte ou baisse à chaque mouvement d'inspiration ou d'expiration. L'ascension de la colonne liquide dans le tube va souvent jusqu'à la moitié de sa hauteur.

Pour s'assurer que ce flux et ce reflux s'étendent au loin dans la cavité sous-arachnoïdienne, il faut remplacer le tube par un petit entonnoir, et par l'intermédiaire de celui-ci verser dans cette cavité un liquide fortement coloré ; vous le voyez d'abord monter et descendre, mais bientôt il diminue et finit par disparaître. Versez de nouveau liquide, vous le verrez de même attiré dans le rachis, où il sera bientôt absorbé. Si, l'animal étant mort, vous examinez la cavité sous-arachnoïdienne, vous pouvez vous convaincre que le liquide coloré a pénétré d'une part jusqu'au sacrum, et de l'autre à la superficie du cerveau, jusqu'à la région frontale. Vous pouvez vous assurer aussi que le liquide s'est introduit dans la cavité des quatre ventricules après s'être imbibé dans le tissu cellulo-vasculaire, qui dans les animaux ferme incomplétement l'entrée de cette cavité.

. Prenez un chevreau, mettez les ventricules latéraux à découvert ainsi que le fluide céphalo-rachidien qui s'y trouve; quand le premier trouble, résultat des souffrances de l'animal, sera calmé, vous ne tarderez pas à voir ce liquide animé d'un double mouvement; tantôt il s'avance vers la partie frontale du ventricule, tantôt il se retire vers la partie occipitale. Il y a coïncidence parfaite entre ces deux mouvements opposés et ceux de la respiration. Pour rendre encore plus apparente la réalité de ce phénomène, versez une certaine quantité de liquide coloré dans les ventricules; il sera, comme le liquide normal, aspiré pendant l'inspiration et au contraire refoulé pendant l'expiration. Je n'ai pas pu m'assurer si le liquide se mêle avec celui du rachis, mais il faut dire que dans les animaux l'orifice du quatrième ventricule n'est pas libre comme chez l'homme, où il n'est pas douteux que le mélange n'arrivât, s'il était permis de le supposer sujet d'une semblable expérience.

J'en trouve la preuve directe dans cette maladie des très-jeunes enfants, nommée *spina bifida*, où il existe une collection de liquide cérébro-spinal contenu dans une espèce de sac formé par les menbranes rachidiennes plus ou moins altérées et la peau amincie, quelquefois même réduite au seul épiderme. Ce sac est distendu par le liquide; à chaque expiration la poche se gonfle, elle s'affaisse au contraire durant l'inspiration, ce qui ne peut dépendre que du flux et du reflux du liquide. En outre, si vous comprimez la tumeur avec une main et que vous placiez l'autre sur la fontanelle supérieure, vous sentez distinctement le cerveau se distendre par l'effet du refoulement du liquide dans les cavités cérébrales. Vous pouvez voir d'ailleurs comme les choses se passent sur le cadavre : le troisième ventricule étant découvert ainsi que l'extrémité antérieure de l'aqueduc, si vous pressez sur l'abdomen vous voyez le liquide du rachis arriver par l'aqueduc et tomber dans le ventricule moyen. Quand l'expérience ne réussit pas, c'est qu'il existe trop peu de liquide ou que son ascension se fait à la base du crâne, sous l'encéphale. Ici la compression du ventre refoule le sang dans les nombreux sinus du rachis, leur gonflement comprime le liquide et le force à remonter vers la tête.

Le liquide de la surface cérébrale ne saurait se déplacer avec la même facilité que celui du rachis ou des cavités ventriculaires; logé et retenu comme il l'est dans la cellulosité du tissu sous-arachnoïdien, il est impossible qu'il cède aisément aux diverses pressions de nature à opérer son déplacement, surtout du crâne vers le rachis. Quelques expériences que j'ai faites à ce sujet, et qui consistent à mettre à découvert une certaine étendue des lobes cérébraux, sur un chien vivant, m'ont mis à même de constater qu'un liquide coloré en contact avec un point de la surface cérébrale ne chemine guère au-delà du lobe découvert; la *faux du cerveau*, la *tente du cervelet*, semblent être des limites qu'il ne franchit que difficilement. Il est vrai que je n'ai jamais attendu très-long-temps pour m'assurer du trajet que le liquide avait parcouru. Il est juste encore d'ajouter que dans certains épanchements sanguins, par exemple,

qui ont lieu durant la vie, le sang parcourt toute la surface cérébrale et passe soit du cerveau áu cervelet, soit d'un
lobe à l'autre, en franchissant par conséquent les cloisons
membraneuses qui séparent ces parties. Toutefois les replis de
la dure-mère mettent obstacle au mouvement d'un liquide
à la surface du cerveau. C'est un usage qui n'avait pas été
remarqué et qui ne doit pas être sans influence sur les fonctions de l'encéphale et la progression des épanchements
intra-crâniens.

La facilité des mouvements du liquide cérébro-spinal
sous l'influence des causes dont nous venons de parler,
varie, chacun le concevra sans peine, selon qu'il sera plus
ou moins abondant, c'est-à-dire selon le volume proportionnel de l'organe cérébro-spinal.

Cause mécanique des mouvements du liquide céphalo-rachidien.

Quiconque connaît l'influence des puissances respira-
toires, des efforts musculaires, des cris, etc., sur le cours du
sang dans les artères et dans les veines, comprendra sans
peine la raison des mouvements alternatifs qu'éprouve le
liquide céphalo-rachidien.

Chacun sait que dans l'instant de l'inspiration, en même
temps que l'air est introduit dans les poumons, le sang de
toutes les veines qui avoisinent le tronc est attiré vers le
cœur, et de proche en proche celui des organes plus éloignés;
ce phénomène est très-apparent chez l'homme à la veine
jugulaire externe. Les sinus et veines du cerveau, les sinus
du rachis ainsi que les veines qui s'y ouvrent, éprouvent les
mêmes effets; le sang qu'ils contiennent passe dans le thorax, ils diminuent de volume. En même temps le liquide

céphalien descend dans la cavité rachidienne, ou plutôt le liquide est aspiré par la même cause qui attire le sang versle cœur.

Au contraire, au moment de l'expiration, quand le thorax revient sur lui-même par l'effet de l'élasticité, que les forces expiratrices chassent l'air des poumons, les troncs artériels ou veineux du thorax sont comprimés, le sang noir reflue vers les organes. Ce reflux est surtout sensible et prompt dans l'appareil veineux intra-rachidien, qui étant très-voisin éprouve d'abord les effets du refoulement du sang. Ainsi distendu, cet appareil comprime lui-même le fluide céphalo-rachidien, qui remonte vers les cavités cérébrales, où il ne tarde pas à pénétrer.

Ce déplacement du liquide n'aurait pu avoir lieu si les sinus crâniens eussent été disposés physiquement de la même manière que ceux du rachis et s'ils eussent pu se distendre et revenir sur eux-mêmes avec une égale facilité. Mais tous les anatomistes savent qu'il n'en est point ainsi : tandis que les sinus du crâne ont des dimensions déterminées et presque invariables, les sinus rachidiens, beaucoup plus nombreux et formant ensemble une cavité de beaucoup supérieure à celle des sinus cérébraux, se dilatent et se resserrent presque sans obstacles; ils ont ainsi une influence mécanique très-marquée sur le liquide céphalo-rachidien qu'ils refoulent vers le crâne quand ils se gonflent, ou qu'ils attirent dans le rachis quand ils se vident.

C'est sous l'influence de cette double cause que l'on voit se gonfler ou s'affaisser la tumeur du spina bifida, que le liquide céphalo-rachidien monte et descend dans un tube adapté, sur un animal vivant, à la cavité sous-arachnoïdienne, etc.

Il ne faut pas croire cependant que les choses se passent d'une manière aussi prononcée à l'état normal que dans les deux exemples que je viens de citer, car dans le spina-bifida, par exemple, les parois de la tumeur sont flexibles et cèdent, par conséquent, soit à la pression de l'atmosphère au moment de l'inspiration, soit à la pression du sang refoulé par l'expiration. De là un déplacement très-étendu du liquide ; par une raison semblable le liquide monte et descend de plusieurs centimètres dans le tube dont je viens de parler.

Il n'en peut être ainsi dans l'état d'intégrité des parois rachidiennes ; le mouvement du liquide est restreint dans les limites de l'extensibilité de ses parois et de celle des tissus circonvoisins, qui peuvent concourir à agrandir ou à diminuer la cavité qui contient le liquide. Il en est donc, en un mot, des mouvements du liquide céphalo-rachidien comme des mouvements du cerveau : très-marqués quand les parois du crâne sont enlevées et que l'air pèse directement sur l'organe, ils le sont beaucoup moins quand le crâne intact soutient, sans la transmettre au cerveau, la pression de l'atmosphère.

PRESSION QUE SUPPORTE ET QUE TRANSMET LE LIQUIDE CÉPHALO-RACHIDIEN.

Lorsque, dans un point quelconque de sa surface, vous mettez à découvert la dure-mère rachidienne ou crânienne, vous remarquez que cette membrane est tendue, élastique ; elle résiste au doigt qui la presse ; il y a donc distension des méninges par le liquide. D'où nous pouvons conclure que le liquide supporte lui-même une pression exprimée par le degré de tension des membranes. Aussi dès qu'une piqûre est faite à la dure-mère, l'arachnoïde étant intacte, on voit cette dernière, poussée par le liquide céphalo-rachidien, venir faire hernie à travers l'ouverture de la dure-mère. Cette hernie transparente se gonfle au moment de l'expiration, et diminue au contraire dans l'instant de l'inspiration.

Si l'on perce avec la pointe d'une lancette le sommet de la petite tumeur, le liquide s'échappe tantôt par un jet plus ou moins élevé, et tantôt par un écoulement rapide; cette expulsion a lieu dans le moment de l'expiration, elle s'arrête dès que commence l'inspiration, pour reparaître, mais moins active, à l'expiration suivante. C'est ordinairement lorsqu'un effort considérable se joint à l'expiration qu'il se forme un jet qui peut aller jusqu'à un décimètre de hauteur. Ce phénomène se montre le plus souvent au rachis.

Si le liquide presse sur les membranes qui le contiennent, il presse également sur l'organe nerveux qu'il environne de toutes parts; cette pression n'est pas sans influence sur les fonctions nerveuses; car, ainsi que nous le dirons plus tard, toute diminution ou accroissement de son intensité modifie les fonctions de l'organe cérébro-spinal et peut aller jusqu'à les abolir.

PROPRIÉTÉS PHYSIQUES DU LIQUIDE CÉPHALO-RACHIDIEN.

Extrait peu d'instants après la mort, ce liquide est d'une limpidité remarquable et qui ne se compare qu'à celle des tumeurs de l'œil; il a quelquefois une teinte légèrement jaunâtre.

La boule d'un petit thermomètre très-sensible, ou le nouvel instrument de M. Becquerel, indique que le liquide cérébro-spinal possède la température des points les plus chauds de l'économie. Cette circonstance, très-simple et facile à concevoir en elle-même, est remarquable sous le point de son influence sur les fonctions de l'organe cérébro-spinal; nous verrons bientôt quels troubles les variations artificielles de la température du liquide apportent dans les fonctions du système nerveux.

La source de la chaleur du liquide cérébro-spinal ne peut se trouver que dans son contact avec les membranes qui le contiennent, les organes qu'il entoure, et particulièrement les vaisseaux artériels ou veineux. Les nombreux sinus et les veines qui recouvrent la dure-mère rachidienne doivent avoir une part importante de la production de ce phénomène.

PROPRIÉTÉS CHIMIQUES DU LIQUIDE CÉPHALO-RACHIDIEN.

Son odeur est fade, sa saveur franchement salée, il est alcalin, et ramène au bleu le papier de tournesol rougi.

Les caractères chimiques du liquide cérébro-spinal, ainsi que les propriétés physiques dont nous venons de parler, conduisaient involontairement à le regarder comme de la sérosité simple. Mais le résultat des analyses faites par des hommes habiles a fait reconnaître que le liquide a une nature particulière qui ne permet pas de le confóndre avec le produit de l'exhalation séreuse.

M. Lassaigne, à qui, l'un des premiers, j'ai confié le soin d'analyser le liquide cérébro-spinal, l'a trouvé composé :

Liquide céphalo-rachidien d'une vieille femme,

Eau.	98,564
Albumime.	0,088
Osmazôme.	0,474
Hydrochlorate de soude et de potasse. . . .	0,801
Matière animale et phosphate de soude libre.	0,036
Carbonate de soude et phosphate de chaux.	0,017
Total. . . .	99,980

Le même chimiste a examiné comparativement le liquide d'un cheval. Cet animal venait d'être abattu à l'école d'Alfort, et j'avais moi-même recueilli le liquide.

Liquide cérébro-spinal d'un cheval.

Eau.	98,180
Albumine.	0,035
Osmazôme	1,104
Chlorure de sodium.	0,610
Sous-carbonate de soude.	0,060
Phosphate et carbonate de chaux..	0,009
Total. . . .	99,998

D'après M. Haldat, cent parties du liquide céphalo-rachidien seraient composées de :

Eau.	96,5
Osmazôme.	0,9
Mucus.	0,3
Albumine.	0,6
Sel	1,5
Perte	0,2
Total. . . .	100,0

M. Couerbe, à qui la chimie organique est redevable
d'un beau travail sur le cerveau, s'est occupé du liquide
qui environne de toutes parts cet organe, pénètre dans
ses cavités, et qui en fait en quelque sorte partie, c'était
un complément à ses recherches.

Je lui ai remis plusieurs onces de liquide sain, extrait de
divers cadavres à l'Hôtel-Dieu. J'avais pris pour le recueillir toutes les précautions nécessaires, afin de l'obtenir
bien pur.

Je regrette beaucoup que M. Couerbe n'ait pas jugé
convenable de donner les quantités des éléments orga-
niques qu'il a rencontrés dans le liquide céphalo-rachidien ;
mais ses résultats n'en sont pas moins remarquables, puisqu'il y a trouvé plusieurs des substances qui entrent dans
la composition du cerveau, et dont la découverte est due à
ce chimiste (1).

____

(1) D'après M. Couerbe le cerveau est composé des matières grasses suivantes :

1° Graisse jaune pulvérulente, — *Stéaroconote* ;

Abandonné à l'évaporation spontanée (dit M. Couerbe dans la note qu'il m'a remise), sur une lame de verre, et examiné ensuite au microscope, on remarque un réseau particulier composé de globules informes, et présentant quelque analogie avec ceux qui composent la pulpe cérébrale (1). Le résidu de son évaporation, opérée dans une étuve chauffée jusqu'à 60° environ, est très-tenace, élastique, d'une couleur jaunâtre, et se compose de sels et de matières grasses qui se trouvent dans le cerveau. Voici la liste de ces substances.

Composition du liquide céphalo-rachidien, d'après M. Couerbe.

1° Matière animale insoluble dans l'alcool et l'éther, soluble dans les alcalis : elle est analogue au névrilème du cerveau ;
  2° Albumine,
  3° Cholestérine,
  4° Cérébrote,
  5° Chlorure de sodium,

2° Graisse jaune élastique, — *Céphalote ;*
3° Huile jaune rougeâtre, — *Eléencéphol ;*
4° Matière grasse blanche de Vauquelin, — *Cérébrote ;*
5° Cholestérine. On y rencontre de plus les sels trouvés par Vauquelin, l'acide lactique, le soufre, le phosphore, qui font partie des graisses ci-dessus nommées.

(1) Continuellement en contact avec la surface extérieure et intérieure du cerveau, il n'y a rien d'étonnant que le liquide contienne des globules médullaires. Dans certains cas pathologiques, des quantités considérables de pulpe cérébrale sont suspendues dans le liquide, qu'elles rendent trouble.

6° Phosphate de chaux,

7° Sels de potasse,

8° Sels de magnésie.

Les matières grasses du cerveau, telles que la céphalote, l'éléencéphol, ne se rencontrent point dans le liquide.

Bien que ce travail de M. Couerbe ne soit pas terminé, et qu'il mérite encore toute l'attention de ce chimiste, nous en pouvons cependant déduire cette conséquence physiologique importante, **que le liquide céphalo-rachidien n'est point de la sérosité, et que sa composition chimique en** fait un fluide *sui generis*, qui n'a aucune analogie dans l'économie ; conséquence qu'on pouvait d'ailleurs tirer de sa situation entre un organe et ses enveloppes membraneuses.

Il est probable que cette composition n'est pas stable, si j'en juge du moins par un fait que mes expériences m'ont permis de constater.

Une substance saline facile à distinguer par les réactifs est-elle brusquement introduite dans la circulation par une veine, peu d'instants après la substance injectée manifeste sa présence dans le liquide cérébro-spinal.

Les sels qui sont les plus propres à vérifier ce résultat, nouveau dans la science et bien digne d'attention, sont le prussiate de potasse et l'iodure de potassium ioduré.

Il est donc très-probable que, selon qu'il s'introduit dans le système circulatoire, soit par l'effet de la digestion, soit par l'absorption des boissons des substances solubles, elles arrivent promptement dans le liquide, et que, se trouvant ainsi en contact avec la surface de la moelle épinière, elles agissent d'une manière ignorée jusqu'ici des médecins.

D'autre part, quand le sang éprouve quelque altération profonde, soit dans la nature ou les proportions de ses éléments, le liquide est modifié ; c'est ainsi qu'il devient jaune dans l'ictère et la fièvre jaune, rougeâtre dans le scorbut, les fièvres typhoïdes, etc.

USAGES DU LIQUIDE CÉRÉBRO-SPINAL.

La présence d'un liquide autour et à l'intérieur de l'appareil organique le plus important de la vie, ne doit pas être sans influence sur l'exercice de ses fonctions, et mériterait à cet égard seul l'intérêt des physiologistes; en essayant de déterminer quelles sont ces influences, nous allons nous livrer à une étude aussi neuve qu'intéressante avec toute l'attention que le sujet comporte.

Nous devrons ici nous renfermer encore plus strictement que partout ailleurs, dans les limites des résultats donnés par l'expérience; si l'imagination nous dirigeait nous aurions à peu de frais le plaisir de créer des hypothèses plus ou moins brillantes, qui pourraient nous valoir quelque éphémère satisfaction d'amour-propre, mais qui, à coup sûr, nous éloigneraient de la vérité.

Et d'abord, passons en revue les principales propriétés physiques du liquide, et voyons quel genre d'influence chacune d'elles exerce sur les fonctions du système nerveux.

*Le liquide remplit tous les anfractuosités que présentent
la surface du cerveau et la moelle épinière.*

Par sa seule présence dans la cavité crânio-spinale, le
liquide remplit déjà un usage évident; comblant tous les
creux, tous les intervalles, il régularise, en s'y adaptant, la
surface de l'organe cérébro-spinal. Il empêche le plus souvent le contact entre la surface nerveuse et la membrane
séreuse qui l'entoure. Ce résultat est constant pour certains
points, par exemple, la face postérieure de la moelle, la face
inférieure et postérieure du cervelet, les anfractuosités des
lobes, surtout les supérieures et latérales. Les points au
contraire où ce contact peut avoir lieu sont la partie antérieure de la moelle et la face inférieure du cervelet et
du cerveau. Aussi, est-ce à la base du crâne que se re-
marquent surtout les empreintes plus ou moins parfaites
des circonvolutions.

*Le liquide cérébro-spinal distend les méninges et exerce une
grande influence sur le volume et la configuration de la tête.*

Nous avons déjà dit que la dure-mère est distendue par
une pression intérieure considérable; à la tête, où le cerveau est voisin de la membrane, on pourrait supposer
dans cet organe la puissance de distension. Mais à l'extrémité lombaire du rachis, à la région cervicale, comment
croire que la moelle supporte les méninges, elle qui en est
séparée par un intervalle considérable; et cependant dans

ces points comme ailleurs la résistance que les membranes opposent au doigt qui les presse est au moins aussi grande qu'à la tête.

Quelle est donc la source physique de la tension des membranes qui entourent l'organe cérébro-spinal? Rien n'est plus simple que de s'assurer qu'elle réside dans la pression que le liquide céphalo-rachidien exerce sur toutes les surfaces avec lesquelles il est en contact; pour preuve il n'en faut que la vivacité avec laquelle le liquide s'élance au dehors quand les membranes sont instantanément perforées, ainsi que nous l'avons expliqué ci-dessus.

Les conséquences de cette pression se font sentir sur la conformation générale de la tête et sans doute de l'épine dès les premiers temps de la vie embryonaire et fœtale, pendant laquelle les parois du crâne et du rachis ne sont pas encore solides. A quelle autre cause pourrait-on rapporter la sphéroïdicité de la tête à une époque où le cerveau n'existe point encore? Le liquide cérébro-spinal protége la formation de l'axe nerveux cérébro-spinal, comme les liquides de l'œuf, et particulièrement la liqueur amniotique, garantissent et protégent le fœtus tout entier dans la cavité de l'utérus; il doit même exister une lutte entre le liquide cérébro-spinal, qui tend à distendre les parois du crâne et de l'épine, et le liquide amniotique, qui les presse de toutes parts et tend à leur faire prendre un moindre volume.

Ainsi distendue par l'effort permanent du liquide cérébro-rachidien, la dure-mère forme, par sa face externe, une sorte de moule sur lequel se solidifient en s'y adaptant les tissus qui doivent s'ossifier. C'est principalement à cette cause toute mécanique qu'est due l'existence de la cavité du crâne et de celle du rachis; du moins est-il certain que si cette cause vient à manquer, le crâne du fœtus s'affaisse, se déforme sous la pression de l'eau de l'amnios, que la tête perd sa configuration habituelle.

C'est en grande partie à la même cause qu'il faut attribuer la résistance qu'offre le crâne de l'enfant nouveau-né à la pression de l'atmosphère; nul doute que sans cette résistance les os plats du crâne, réunis par des membranes en beaucoup de points, ne chevauchassent les uns sur les autres, ainsi que cela se voit après la mort (1) et quelquefois durant la vie, au moment de l'accouchement.

L'augmentation graduelle de la pression intra-crânienne doit influer beaucoup sur l'accroissement successif des dimensions de la tête chez l'embryon et le fœtus; elle aura des effets d'autant plus prononcés que les parois devront être occupées par les os plats, d'une formation tardive comparée à celle des os de la base, généralement épais et s'ossifiant de bonne heure.

Le liquide céphalo-rachidien presse également sur chacun des points de l'enveloppe crânio-spinale; mais les conséquences de ces efforts ne sont cependant pas semblables pour chacun de ces points. Les effets dépendront

---

(1) Dans cette circonstance il en est de la tête comme de l'œil: les liquides venant à s'évaporer, les membranes d'enveloppe deviennent lâches et foncées. Cette disposition est très-prononcée sur l'œil trois ou quatre jours après la mort. Le même phénomène se montre et par l'effet des mêmes causes sur les cholériques vivants. (*Voyez* mes Leçons sur le Choléra, Paris, 1832.)

évidemment du degré de leur résistance; ainsi, chez le fœtus, les points les plus faibles, cédant davantage, deviendront les plus saillants, les plus forts formeront des creux. Les bosses et les enfoncements de la surface du crâne sont donc le résultat composé de l'effort dilatant ou centrifuge du liquide céphalo-rachidien et de la résistance des parois crâniennes.

C'est particulièrement quand les parois crâniennes ou spinales n'offrent pas leur résistance habituelle, ou quand le liquide exerce un effort ultra-normal, qu'il est possible d'apprécier les effets de la pression *intra-céphalo-rachidienne*. Les hydrocéphales en sont la preuve : à la naissance, les fontanelles sont beaucoup plus larges qu'à l'ordinaire, les symphyses sont écartées et le volume total de la tête est augmenté, et quand on presse sur les parties membraneuses on sent une résistance énergique qui rend raison de l'écartement des os du crâne et des dimensions considérables de la tête.

Dans ce cas, c'est le plus souvent le liquide des ventricules qui médiatement, par l'intermédiaire des lobes cérébraux distendus et amincis sous forme de membrane, presse sur les parois du crâne.

Quelquefois aussi la pression se fait directement par la couche superficielle du liquide; cela se voit quand une partie considérable du cerveau manque à se développer, tout un lobe cérébral, par exemple (ce cas n'est pas très-rare : il en existe toujours un certain nombre à l'hospice de la Salpétrière); alors le liquide remplace la portion de cerveau absente, presse également sur les membranes arachnoïde et dure-mère, ainsi que sur les os du crâne, et

celui-ci se développe avec sa conformation habituelle, à tel
point qu'il est le plus souvent impossible de distinguer à la
forme le côté de la tête où le lobe cérébral ne s'est pas
développé.

Certains fœtus naissent privés de cerveau, mais non pas
de tête ; la forme générale de cette partie, son volume sont
conservés par la présence du liquide cérébro-spinal.

J'ai donné dans mon *Journal de Physiologie* l'histoire
d'un chien nouveau-né *monocle* et *astôme*, qui offrait, sous
ce rapport, une disposition remarquable : la tête, d'un volume et d'une conformation ordinaire, ne contenait qu'un
petit rudiment de cerveau confiné vers la selle turcique du
sphénoïde ; la cavité du crâne était uniquement remplie
par du liquide ; les os, la dure-mère et l'archnoïde offraient
leurs dimensions accoutumées.

La jeune fille privée de cervelet dont j'ai également rapporté l'histoire dans le même Journal, offrait aussi la preuve
de l'usage mécanique du liquide ; la région occipitale avait
sa conformation normale, et tout annonçait cependant que
les fosses occipitales n'avaient été remplies durant la vie que
par du liquide.

Quand un point des parois de la cavité spinale est mal
conformé et qu'il n'offre pas le degré de résistance qu'il
devrait avoir, on peut juger des avantages d'un certain
équilibre entre la résistance des parois et la pression du
liquide ; celui-ci pousse alors devant lui les méninges,
écarte les os du crâne ou les lames des vertèbres, soulève
la peau, et vient au-dessous former une tumeur plus ou
moins prononcée. Cette tumeur ne cède qu'à un effort
assez considérable de la main qui la comprime. La force

qu'on est obligé d'employer dans cette circonstance pour faire rentrer une partie du liquide dans la cavité sous-arach-noïdienne donne une idée assez exacte de l'énergie de la pression intra-crânio-rachidien.

Le liquide transmet à toute l'étendue des parois crânio-spinales la pression qu'il supporte dans un point.

Il est un résultat mécanique remarquable de la présence du liquide dans la cavité crânio-spinale. Formant une seule masse continue, celle-ci ne saurait être pressée en un point déterminé sans que l'effet n'en soit aussitôt transmis sur tous les points des parois de la cavité qui le contient, égaux en surface au point pressé. La résistance se compose ainsi non-seulement de celle du point qui supporte l'effort direct, mais encore de celle de tous les autres points. A l'aide de ce mécanisme protecteur, la tête du fœtus supporte, sans lésion du cerveau, d'énormes efforts, tels que ceux qui s'exercent pendant l'accouchement.

Le liquide céphalo-rachidien presse sur l'organe cérébro-spinal.

Puisque le liquide presse sur les parois cérébro-spinales, il est mécaniquement nécessaire qu'il presse avec une égale force sur l'organe qu'il enveloppe; cette pression paraît être une des conditions mécaniques nécessaires à la libre activité du système nerveux central. Diminue-t-elle, comme il arrive quand le liquide s'écoule au dehors, aussitôt toutes les fonctions nerveuses sont trou-blées, les animaux cessent de se mouvoir régulièrement, d'autres tombent sur le côté et ne sauraient se relever. J'ai vu des chiens auxquels j'avais soustrait, par une ponction

derrière l'occipital, le liquide, offrir une anxiété, une agitation et une fureur telles, que je les ai supposés un instant
atteints d'un accès de rage. J'étais dans une telle persuasion
à cet égard que je les ai fait enchaîner comme s'ils eussent
été réellement hydrophobes. Dans la plupart de ces cas, les
animaux, privés momentanément de liquide, restent immobiles et comme frappés d'étonnement. Un renard très-
méchant et qui cherchait à nous mordre, mes aides et moi,
devint immédiatement calme et soumis dès que son liquide
céphalo-rachidien eut été extrait du rachis.

Les grandes accumulations de liquide céphalo-rachidien,
connues fort anciennement sous les noms d'hydrocéphalie,
hydrocéphalocèle, hydrorachis, se terminent quelquefois
par l'écoulement spontané du liquide, qui finit par rompre
les membranes qui le contiennent. Dans d'autres circonstances, le liquide s'est échappé des ouvertures faites par
l'art, et dans l'un et l'autre cas les accidents les plus graves
ont succédé à l'écoulement du liquide, et souvent la mort
en a été la suite presque immédiate. Et comme l'effet le
plus direct de l'expulsion du liquide est la cessation de la
pression qu'il exerçait sur l'organe cérébro-spinal, il est
permis de penser que c'est là effectivement la source principale des accidents qui suivent immédiatement la sortie
du liquide (1).

L'augmentation brusque de la pression a des résultats
qui sont tout aussi prononcés. Faites une petite ouverture à

---

(1) On voit souvent les malades tomber évanouis après la ponction des
ascites ou hydrothorax; l'une des causes de cet accident doit être la diminution de pression que médiatement l'opération détermine au cerveau, etc.

la dure-mère dans un point quelconque de son étendue,
soit au crâne, soit à l'épine; injectez avec une seringue
une certaine quantité d'eau distillée à la température de 31°
Réaumur; mettez une certaine énergie à pousser le liquide,
et aussitôt vous verrez l'animal tomber profondément as-
soupi, et paralysé, comme nous le voyons fréquemment
chez l'homme dans les fortes congestions cérébrales.

On pourrait objecter contre cette expérience, qu'ici ce
n'est plus le liquide céphalo-rachidien qui agit mécaniquement sur la surface cérébro-spinale, mais bien un liquide
qui peut avoir, et qui a en effet, ainsi que nous le dirons
dans un moment, un mode particulier d'action; mais qui,
par ce qui arrive dans les cas d'hydrorachis ou d'hydrocé-
phalocèles, où le liquide fait saillie au dehors dans une
poche compressible, lève toute difficulté. En comprimant
la tumeur, et par conséquent en faisant rentrer dans son
séjour normal le liquide, on ajoute nécessairement à sa
pression sur l'axe nerveux cérébro-spinal; alors les effets ne
se font pas attendre : l'enfant perd immédiatement connaissance et tombe dans un assoupissement comateux profond,
qui cesse dès qu'on permet au liquide de rentrer dans le
sac herniaire extérieur, d'où il avait été forcé de sortir.

*Le liquide céphalo-rachidien presse sur les parois des cavités
cérébrales.*

La pression que le liquide exerce à la surface de l'organe
cérébro-spinal se fait également sentir sur les parois des
cavités du cervelet et du cerveau; elle y fait équilibre à la
pression extérieure, en sorte que toute la masse cérébrale

se trouve placée entre deux forces comprimantes, l'une extérieure et l'autre intérieure.

Dans l'état normal des ventricules, le liquide étant peu abondant, sa pression n'a sans doute d'autre effet que de maintenir ces cavités dans leurs dimensions voulues, d'assurer la contiguïté des parois en s'opposant à toute adhérence; mais si par une cause quelconque le liquide intérieur augmente brusquement ou lentement de volume, cet accroissement détermine une distension générale de toutes les parois ventriculaires et des canaux et ouvertures par lesquels ils communiquent entre eux, et à travers lesquels passe le liquide.

Dans ces circonstances, qui ne sont pas rares, l'*entrée des cavités cérébrales* s'agrandit au point qu'elle peut admettre facilement l'extrémité du doigt, le *quatrième ventricule* double ou triple d'étendue, l'*aqueduc* devient quelquefois assez large pour laisser passer le tuyau d'une forte plume, les parois du ventricule latéral sont écartées, la *commissure* des nerfs optiques est allongée, aminci et souvent rompue, la *glande pinéale* est déplacée, repoussée en arrière, les prolongements médullaires, dits *rênes de l'âme*, sont plus longs et plus minces que de coutume, la *cavité sous-pinéale* est devenue large et profonde par l'allongement en tous sens de la lame nerveuse qui la forme, enfin le *troisième ventricule*, au lieu de représenter une fente, offre l'aspect d'une cavité ovoïde, aux extrémités de laquelle se distingue, avec des dimensions inaccoutumées, en arrière, l'orifice de l'aqueduc, en avant celui de l'*infundibulum*. Sur les côtes on remarque l'*entrée des ventricules latéraux*, dont les diamètres sont aussi plus ou moins agrandis.

L'accumulation du liquide dilate en tous sens les ventricules latéraux ; en général leur conformation normale se maintient, leur capacité se trouve seulement de beaucoup accrue.

Cependant leur paroi supérieure éprouve un changement de configuration très-apparent ; le *mésolobe* est soulevé et forme une convexité visible, en écartant les hémisphères ; il s'amincit à mesure qu'il se distend, et acquiert, dans les grandes collections, une demi-transparence. La *cloison* surtout éprouve des modifications remarquables : au lieu d'une lame de deux à trois lignes de haut, et de huit à dix de long, qu'elle représente à l'état ordinaire, elle peut acquérir jusqu'à quinze à dix-huit lignes de hauteur, et de deux à trois pouces de longueur ; en général, rien ne peut mieux exprimer la quantité du liquide *intra-cérébral*, que les dimensions du *septum-lucidum*. Il n'est pas rare même que, sous la pression du liquide, cette lame se rompe et offre des perforations qui font communiquer directement les deux ventricules latéraux l'un avec l'autre. Je l'ai vue plusieurs fois presque entièrement détruite, soit par le liquide accru, soit par des épanchements sanguins, subits et abondants ; dans ces cas, les deux ventricules ne formaient plus qu'une seule et vaste cavité. C'est ce qui se voit avec un développement encore plus considérable dans les hydrocéphalies chroniques et congéniales, avec dilatation de la cavité du crâne. (Voyez pl. 4, fig. 4 et 7.)

*Influence de la température du liquide céphalo-rachidien
sur les fonctions du systène nerveux.*

Tant que l'animal est vivant et dans les conditions de
la santé, il n'est guère présumable que le liquide cérébro-
spinal éprouve des changements de température apprécia-
bles; toutefois, il m'a paru curieux de tenter quelques
expériences à ce sujet.

Ayant aspiré avec une seringue tout le liquide cérébro-
spinal d'un chien, je le remis aussitôt dans la cavité d'où
je l'avais extrait; il n'en résulta rien de remarquable, que
les effets ordinaires de la perforation du canal vertébral derrière l'occiput. Ayant répété la même expérience, en laissant un intervalle d'une demi-heure entre la soustraction
et la réintégration du liquide, je crus m'apercevoir que l'a-
nimal exprimait une sorte de refroidissement général, par
une légère horripilation.

Pour m'assurer du fait, je pris un autre chien et je lui
soutirai son liquide; après quoi je plongeai l'instrument
qui le contenait dans un mélange réfrigérant, de manière
à réduire promptement à zéro la température du liquide;
je l'injectai alors dans le canal sous-arachnoïdien de l'a-
nimal qui me l'avait fourni, et aussitôt celui-ci m'offrit un
tremblement, un grelottement général semblable à celui
qui commence l'accès des fièvres intermittentes. Plusieurs
fois j'ai fait la même expérience, et j'ai toujours observé le
même résultat.

*Influence des changements de nature du liquide cérébro-spinal
sur les fonctions du système nerveux.*

J'ai voulu savoir par des expériences directes sur des animaux, si les modifications que peut subir la composition
chronique du fluide céphalo-rachidien ont quelque influence
sur la fonction du système cérébro-spinal, et je me suis as-
suré que les moindres changements dans sa nature ont des
conséquences prononcées sur le mode d'action de l'encéphale et de la moelle. De la morphine, de l'acide prussique,
du camphre convenablement dissous ou suspendu dans l'eau
à 3o°, produisent immédiatement leurs effets connus, dès
qu'ils sont introduits dans la cavité sous-arachnoïdienne.
J'avais autrefois entrevu ce fait, mais sans m'en rendre un
compte exact, dans mes recherches sur les poisons qui contiennent la strychnine ou la brucine (1).

En poursuivant ces recherches je suis arrivé à reconnaître que l'eau distillée elle-même pure, et sans aucun
mélange, sa température et sa quantité étant en tout semblables à celles du liquide extrait du rachis, produit une agitation, des mouvements irréguliers qui montrent que son
contact avec la surface cérébro-spinale n'est pas celui du
liquide naturel; ceci est surtout vrai à la surface de la
moelle épinière, car en général le contact d'un agent thé-

----

(1) *De l'action de quelques végétaux sur la moelle épinière,* mémoire lu à
la première classe de l'Institut. Paris, 18o9.

rapeutique ou chimique avec la surface du cerveau ou du cervelet ne produit dans les premiers instants aucun phénomène appréciable ; il faut que ces substances s'imbibent dans les vaisseaux sanguins, circulent avec le sang, pour que leurs propriétés médicamenteuses ou toxiques se manifestent.

Nous verrons bientôt que diverses maladies qui apportent des changements plus ou moins notables dans la composition du liquide, produisent également des lésions graves dans les fonctions du système cérébro-spinal et particulièrement dans les fonctions de la moelle épinière.

DU LIQUIDE CÉRÉBRO-SPINAL DANS LES MALADIES.

Le liquide cérébro-spinal éprouve de nombreuses modifications dans diverses maladies; elles portent, soit sur son volume ou sa quantité, soit sur sa nature et ses propriétés physiques ou chimiques. Ces dernières peuvent être telles que le liquide disparaît entièrement pour être remplacé tantôt par un liquide de formation pathologique, tantôt par une matière presque solide.

VARIATIONS MORBIDES DU VOLUME DU LIQUIDE CÉRÉBRO-SPINAL.

Ce volume augmente ou diminue; de là deux sujets distincts.

Augmentation de la quantité ou du volume du liquide cérébro-spinal.

Dès que l'existence du liquide céphalo-rachidien est connue, il vient naturellement à l'esprit que toutes les accumulations de liquides à l'intérieur du crâne et du rachis ne sont que des modifiations accidentelles ou morbides de ce liquide; c'est ce qu'il nous sera facile d'établir par les faits (1).

______

(1) Cet enfant a de l'eau dans la tête, dit le vulgaire; cet enfant est hydrocéphale, dit gravement le médecin, répétant littéralement par un mot grec ce que dit l'ignorant dans sa propre langue. Mais quelle est cette eau ? d'où vient-elle ? Voilà ce dont les médecins auraient dû s'occuper.

Cette augmentation se remarque dans un assez grand nombre de maladies, en tête desquelles il faut placer l'hydrocéphale chronique, où la quantité du liquide peu s'élever à plusieurs litres.

J'ai fait quelques autopsies d'enfants hydrocéphales, depuis que je poursuis ces recherches ; j'ai toujours constaté qu'ils ne différaient des enfants sains que par un volume plus considérable du liquide céphalo-spinal ; car dans la plupart des cas le liquide était limpide et en tout semblable par ses propriétés physiques au liquide normal. Quelquefois cependant il est trouble, opalin ; c'est qu'alors l'hydrocéphale s'est compliquée d'une lésion organique du cerveau et qu'une partie de la matière cérébrale est dissoute ou suspendue dans le liquide.

Dans ces cas, le liquide occupe surtout les cavités encéphaliques et principalement les ventricules, qui sont distendus outre-mesure, ordinairement avec déchirure et quelquefois destruction du septum ; alors les deux ventricules, et celui qui est placé entre eux, ne forment plus qu'une seule et vaste cavité. L'aqueduc est élargi, le ventricule du cervelet est aussi distendu, et l'entrée des cavités cérébrales a acquis des dimensions trois à quatre fois plus grandes que dans l'état sain. Dans certains cas, au contraire, l'entrée des ventricules est fermée par une membrane qui ne permet point de libre communication entre les cavités du cerveau et la cavité sous-arachnoïdienne.

Il n'est pas impossible de s'assurer durant la vie de l'existence de cette oblitération, mais il faut que l'hydro-encéphalie congéniale co-existe avec un hydro-rachis ou spina bifida. Dès lors, si l'ouverture est libre, en comprimant la tumeur de l'épine on distend visiblement la tête, et il se développe des accidents dus à la compression générale de l'encéphale. Si au contraire l'ouverture est fermée par une membrane accidentelle, la compression de la tumeur du dos ne donne pas aussi immédiatement lieu aux phénomènes dont je viens de parler; c'est du moins ce que j'ai eu récemment l'occasion d'observer sur un enfant nouveau-né qui portait un spina-bifida de ce genre.

Le liquide du rachis ne participe pas en général à cette augmentation; les parois du canal vertébral ne cédant pas aussi facilement que celles du crâne, le liquide ne les écarte pas, et toute l'accumulation se fait dans la tête.

Loin d'augmenter, le liquide de la superficie des lobes cérébraux diminue en quantité, car le liquide intérieur pressant avec force sur la substance cérébrale, l'applique contre les parois osseuses et en expulse le liquide.

Nous avons vu à l'occasion des mouvements du liquide céphalo-spinal, qu'une forte compression de l'abdomen a pour effet définitif de faire refluer le liquide du rachis dans les ventricules ; on peut aussi tirer parti de cette circonstance pour s'assurer sur les hydrocéphales vivants si l'entrée des ventricules est ou non fermée.

Augmentation du liquide des ventricules avec oblitération de l'entrée des cavités cérébrales.

Les cas dans lesquels l'entrée des cavités cérébrales est fermée par une membrane appartiennent à l'état pathologique; dans le grand nombre d'autopsies que je fais tous les ans je ne manque jamais d'examiner cette ouverture ; deux fois seulement je l'ai trouvée oblitérée. (Voyez pl. 4, fig. 6.)

L'oblitération était établie à l'aide d'une membrane celluleuse blanchâtre, d'une résistance assez considérable ; dans les deux cas une grande quantité de liquide était contenue dans les ventricules, et les deux individus étaient deux femmes aliénées mortes à la Salpétrière, et dont l'une, ancienne cantatrice, était depuis plusieurs années dans un état d'idiotisme complet. Je vais rapporter dans son entier l'autre observation ; elle a été recueillie sous mes yeux par M. Jodin, alors interne du service des aliénées.

Une jeune fille, venant de la campagne, est trouvée sur la voie publique, conduite à l'hospice de la Salpétrière, et placée dans la division des aliénées. Elle paraît âgée de treize à quatorze ans ; sa taille grêle, sa maigreur extrême, la décoloration de sa peau, ses dents cariées, indiquent une constitution éminemment scrophuleuse. On n'a aucun renseignement sur cette jeune fille, on ne sait pas même son nom ; elle n'est pas complètement sourde, des bruits très-forts paraissent produire quelque impression sur elle ; elle voit, mais fuit constamment l'impression de la lumière ; les facultés intellectuelles sont entièrement abolies ; elle reste ordinairement couchée, plongée dans une somnolence presque continuelle, et cependant les membres inférieurs n'ont perdu ni leur sensibilité ni leur mouvement, puisqu'ils peuvent la soutenir lorsqu'on la force à se lever ; elle mange et boit peu ; la respiration s'exécute librement ; l'abdomen, très-sensible à la pression, paraît être le siége d'une lésion douloureuse qui lui arrache des cris aigus, brusques ; elle reste plusieurs jours sans aller à la selle, puis rend quelques ascarides. Administration d'huile de ricin, de calomel, à la dose de douze grains par jour ; elle reste toujours dans le même état, puis elle est prise d'une diarrhée abondante à laquelle elle succombe.

Quelques jours avant sa mort, sa mère étant venue la voir nous a appris que cet état d'imbécilité, commencé à neuf ans, n'avait fait que s'accroître avec l'âge, que du reste sa fille n'avait jamais parlé.

Autopsie. Le crâne très-étroit en avant, front déprimé ; en arrière on observe à droite et à gauche une saillie considérable, semblable à celles que l'on rencontre chez les hydrocéphales ; l'épaisseur des os est assez considérable, les sutures très-apparentes ; le cerveau remplit à peu près la cavité crânienne, il présente à sa surface une très-légère couche de sérosité ; les circonvolutions sont larges et peu nombreuses, les anfractuosités profondes. Le corps calleux incisé laisse voir le ventricule de la cloison transparente, contenant une quantité notable de sérosité (15 à 16 grammes). L'examen le plus attentif ne peut y démontrer une membrane celluleuse, semblable à celle qui tapisse par place les ventricules latéraux; point de veines, point d'ouverture de communication avec les autres ventricules.

Une grande quantité de liquide parfaitement transparent remplit tous les ventricules du cerveau, et empreint sur toutes les parties voisines les traces de son accumulation. Dilatation générale; point de commissures des couches optiques qui sont saines ainsi que les corps striés; en avant, enfoncement profond dans le ventricule moyen; en arrière, cavité *sus-spinéale* prolongée au-dessous du corps calleux. Glande pinéale reculée. L'ouverture de l'aqueduc de Sylvius une des plus larges que nous ayons jamais observées. La dilatation se propage jusque dans le ventricule du cervelet, mais ne va pas au-delà; l'ouverture de communication avec la moelle est fermée complétement par une membrane mince, demi-transparente, d'un tissu cellulo-fibreux.

Autour de la moelle il règne une très-petite quantité de sérosité. Cet organe est sain.

Les intestins sont pâles, complètement décolorés; quelques ulcérations dans le gros intestin.

Les poumons présentent à leur sommet des tubercules cruds, non encore ramollis; le cœur, uni entièrement au péricarde, annonce une péricardite probablement très-ancienne.

L'oblitération de l'ouverture dite entrée des cavités cérébrales est-elle ici la cause de l'accumulation du liquide? M. Martin Saint-Ange dans sa thèse, M. Monteau dans un mémoire manuscrit déposé à l'Académie des Sciences, et mentionné honorablement par le corps savant, paraissent le supposer.

Je n'ai rien à dire de certain sur ce point. La source du liquide qui existe dans les ventricules n'est pas encore déterminée d'une manière assez précise pour qu'il soit possible de prendre un parti à cet égard; mais dans tous les cas l'existence d'une membrane telle que celles dont nous venons de parler ne peut être considérée comme un obstacle insurmontable au passage du liquide.

Nul doute qu'une semblable cloison ne s'oppose au courant du liquide qui, dans l'état normal, s'établit de l'épine dans les ventricules et un instant après des ventricules à l'épine; mais comme toutes les membranes cellu-

leuses et vasculaires sont perméables, que ce sont réellement des cribles à trous très-fins, il est physiquement possible que le liquide les traverse par une véritable filtration.

Je puis en donner pour preuve ce qui arrive dans les
chiens, où l'ouverture du ventricule est habituellement
fermée par la pie-mère, qui fixe solidement le cervelet sur
la face postérieure de la moelle allongée. Si après avoir
ouvert la cavité sous-arachnoïdienne derrière l'occipital
on laisse écouler le liquide céphalo-rachidien, et qu'ensuite
vous versiez de l'eau colorée par l'encre dans l'enfoncement, après quelques minutes d'attente vous pouvez vous
assurer que le liquide coloré a de proche en proche pénétré jusque dans le ventricule ; il a donc par imbibition
traversé la membrane qui clot en arrière les cavités cérébrales, ou si l'on veut le quatrième ventricule.

La thèse de M. Martin-Saint-Ange, déjà citée, contient
une observation intéressante, où l'entrée des cavités cérébrales se trouve également oblitérée.

Le nommé Louis Tyon, âgé de huit ans, d'une constitution faible et détériorée, fut pris, vers l'âge de trois ans,
d'un tremblement universel qui dura trois jours, et à la
suite duquel il resta sans pouvoir ni marcher ni se tenir sur
ses jambes. Des bains froids et des applications de sang-
sues derrière les oreilles n'empêchèrent point la maladie
de rester stationnaire. On remarqua que cet enfant pre-
nait plaisir à avaler du sable ou tout autre corps susceptible d'être avalé qui lui tombait sous la main. Cette espèce de manie dura jusqu'à l'âge de cinq ans. Pendant
tout ce temps il avait été *comme imbécile*, lorsque tout à
coup il parut *très-intelligent;* bien qu'il éprouvât fréquem-

ment des convulsions de courte durée, il sembla reprendre des forces, et on l'envoya à la campagne, d'où il revint au bout de deux ans et demi, plus malade que jamais. Voici l'état qu'il présentait alors : marasme complet, tête très-volumineuse ; perte de la vue depuis quinze mois, impossibilité de se tenir sur ses jambes ; la sensibilité est partout conservée ; tête fortement penchée en arrière comme dans l'opistothonos ; convulsions ayant lieu cinq à six fois par jour, et durant trois à quatre minutes, avec raideur dans les membres thoraciques et pelviens, sans écume à la bouche ni perte de connaissance. L'enfant porte les deux mains sur le front, qu'il comprime aussi fortement qu'il est en lui de le faire ; urines rouges ou jaunâtres ; rien de particulier du côté des organes digestifs, circulatoires et de la respiration. Une circonstance très-remarquable chez cet enfant fut la *mémoire des mots* portée au plus haut degré : il suffisait de lui dire une seule fois la chose la plus compliquée pour qu'il s'en souvînt et la répétât long-temps après. Il sembla même que cela pouvait le distraire, car il priait souvent M. Martin-Saint-Ange *de lui dire encore quelques mots difficiles.*

L'état de cet enfant parut fort grave, et, par l'avis de M. Dupuytren, un séton fut appliqué à la nuque ; mais rien ne parut le soulager. Vers la fin de son existence, il sentait venir son mal et priait sa pauvre mère (c'est ainsi qu'il se plaisait à la nommer) de venir lui écraser la tête. La compression exercée sur le crâne était en effet le seul moyen de lui procurer un peu de soulagement. Aussitôt après ses crises, il reprenait subitement sa gaîté ordinaire ; et ce n'était que lors d'une nouvelle attaque qu'il implorait de nouveau les secours de sa mère. Cet état de chose dura pendant deux mois, après quoi les douleurs devinrent de plus en plus fortes et prolongées, et les convulsions si rapprochées qu'il ne paraissait plus y avoir d'intervalle. C'est alors qu'il cessa de vivre. Voici le résultat de l'autopsie, qui fut faite dix-huit heures après la mort : Les os qui entrent dans la composition de la voûte du crâne étaient réduits à l'épaisseur d'une pièce de dix sous ; la fontanelle antérieure était très-large ; les autres n'existaient plus ; les circonvolutions cérébrales étaient entièrement effacées ; *une gra, de partie de sérosité remplissait les ventricules; la moelle n'en contenait pas du tout; une membrane assez résistante, mais opaque et tachetée, bouchait le canal décrit par M. Magendie.* Ce fait fut vérifié par M. le docteur Delmas et M. Lapeyroux, qui voulut bien aider M. Martin-Saint-Ange dans cette circonstance. Ce n'est pas uniquement la présence d'une membrane oblitérant l'entrée des cavités cérébrales qui est accompagnée d'accumulation anormale du liquide dans les ventricules, mais tout autre obstacle mécanique peut offrir le même résultat. M. Montault en a cité des exemples dans son mémoire. Je vais en transcrire quelques-uns :

Hydrencéphale avec compression du quatrième ventricule par un tubercule du cervelet.

On apporta à l'Hôtel-Dieu, en octobre 1830, un homme âgé de trente-six ans, qui était dans *une attaque épileptiforme;* on nous dit que ses accès, autrefois beaucoup plus fréquents, revenaient à peu près tous les mois. Après un mois de séjour à l'hôpital, cet homme se trouvait mieux, et n'avait point éprouvé de nouvelles attaques, lorsque je remarquai que sa figure devenait *bleue* et *bouffie*, et qu'il était *menacé de suffocation* toutes les fois qu'il se mettait sur son séant. Il portait, en outre, dans la région dorso-lombaire, une tumeur due à la carie des vertèbres, qu'on se disposait à traiter par les moxas, lorsque le malade mourut subitement au milieu d'une attaque épileptiforme en tout semblable à celle dont j'avais été témoin lors de son arrivée. Voici ce que je trouvai à l'autopsie. La substance cérébrale était généralement plus consistante que dans l'état ordinaire; les ventricules latéraux étaient très-distendus par une sérosité jaune citrin, que j'évaluai à quatre ou cinq onces; les ouvertures de communication des ventricules latéraux dans le troisième, et de celui-ci dans le quatrième, étaient très-dilatées; comme le cerveau, le cervelet avait une consistance très-ferme; dans sa partie médiane et supérieure (*processus vermiformis superior*) existait une *masse tuberculeuse* à l'état d'infiltration, du volume d'un pouce, non ramollie, pressant sur le quatrième ventricule, qui avait proportionnellement perdu de sa capacité.

N'est-il pas probable que, dans ce cas, de même que dans plusieurs autres observés par Lieutaud, Coindet et autres, l'accumulation du liquide ou l'hydrencéphale ait été causée par la présence du tubercule du cervelet, qui devenait alors un véritable obstacle mécanique à son déplacement?

*Hydrencéphale avec compression exercée par une tumeur aqueuse
sur l'aquéduc de Sylvius, la valvule de Vieussens et le quatrième
ventricule.*

Le 17 février 1834, on plaça à l'Hôtel-Dieu, dans le
service de M. Sanson, un enfant âgé de neuf ans, atteint
d'une amaurose des plus complètes, survenue subitement,
deux années auparavant, en même temps qu'une maladie
aiguë que les parents désignèrent par la dénomination
vague de fièvre cérébrale. Cet enfant présentait alors un
développement considérable du crâne plus marqué du côté
gauche. Une douleur fixe se faisait sentir au sommet de
la tête. Il survint ensuite une paralysie incomplète du
côté gauche du corps, d'où quelquefois l'impossibilité de
se tenir sur ses jambes; le malade rendait involontairement
ses urines et ses matières fécales. Il succomba sept mois
après son entrée à l'Hôtel-Dieu. On trouva dans le troisième ventricule, et dans les ventricules latéraux, une
grande quantité de liquide séreux un peu rosé; le plus
grand développement des os du crâne, à gauche, tenait à
ce qu'il y avait davantage de liquide dans le ventricule
de ce côté. Dans la selle tunique et en avant de l'en-
trecroisement des nerfs optiques, était logée une tumeur
du volume d'une *noisette,* qui sembla formée par le développement des vaisseaux de la pie-mère, dont un grand
nombre traversaient en cet endroit le plancher du troisième ventricule. Le corps et la tige pituitaire avaient
leur volume naturel. Ce n'était pas tout : une autre tumeur, du volume d'un petit *œuf de poule,* sortait par la

fente cérébrale transverse qui existe entre le méso-lobe et la protubérance cérébrale, et en s'engageant sous la tente du cervelet avait comprimé *l'aquéduc de Sylvius, la valvule de Vieussens et le quatrième ventricule lui-même.* Les parois de cette poche, qui contenait un liquide semblable à celui des ventricules, semblèrent être un prolongement de la toile *choroïdienne.* On ne trouvait point de liquide, mais bien un peu de sang coagulé dans le quatrième ventricule. La moelle était saine.

Il est impossible de ne pas admettre ici la compression exercée par la tumeur aqueuse provenant du troisième ventricule. Ce fait est encore remarquable par la présence, dans la selle tunique et autour du corps pituitaire, de cette tumeur formée par un lacis de vaisseaux appartenant à la pie-mère. Les auteurs anciens, tels que Brumer, Littre, Haller, ont sans doute observé quelque chose d'analogue lorsqu'ils ont dit que l'hydrocéphale est souvent causée par *des obstacles au passage du fluide des ventricules, par la glande pituitaire.* De La Mothe cite encore l'observation d'une maladie soporeuse produite par l'obstruction de la glande pituitaire. J'ajouterai enfin, pour terminer ce qui a rapport au fait que j'ai rapporté, que le ventricule latéral droit et le côté correspondant du crâne, étant moins développés que du côté gauche, la compression qu'a eue à subir l'hémisphère droit a dû être plus forte qu'à gauche, d'où sans doute la manifestation de l'hémiplégie à gauche.

Hydrencéphale avec compression exercée sur le mésocéphale et le quatrième ventricule, par une exostose de la portion basilaire de l'occipital.

Un jeune homme succomba, à l'Hôtel-Dieu, vers la fin de l'année 1832, dans une perte complète de connaissance; on avait remarqué, pendant la vie, qu'il perdait ainsi connaissance lorsqu'il fléchissait la tête sur la partie antérieure de la poitrine, mais nullement lorsqu'il se tenait debout. A l'autopsie on trouva la moelle et le cerveau sains ; mais il y avait hydrocéphale chronique, le trou occipital était *irrégulier* et *rétréci,* et la portion basilaire de l'occipital, au lieu d'être plane comme dans l'état ordinaire, présentait une *bosselure irrégulière* qui comprimait le pont de varole principalement lorsque la tête était portée en avant.

Hydrocéphale avec compression due à la présence d'acéphalocystes.

M. Ollivier rapporte plusieurs observations qui prouvent que l'accumulation du liquide céphalo-spinal peut être causée par la présence d'acéphalocystes. J'ai publié, en 1833, un fait de ce genre très-remarquable sous plusieurs rapports. Il s'agit d'un homme de trente-trois ans, tisserand, par conséquent exposé aux causes des affections rhumatismales, qui, après avoir éprouvé des douleurs fixes à la partie postérieure du cou, une très-grande difficulté à mouvoir la tête sur la colonne vertébrale, des accès *épi-*

leptiformes, et un grand nombre de lésions fonctionnelles, qui attestaient la compression des parties les plus importantes du système nerveux, mourut subitement dans un état de suffocation.

Résultat de l'autopsie. — Substance cérébrale ferme; *sérosité limpide et très-abondante dans les ventricules;* kyste hydatifère, du volume d'un œuf d'oie, placé entre la fosse occipitale inférieure gauche; le côté correspondant de la surface basilaire, l'hémisphère gauche du cervelet, et le bulbe rachidien qu'il refoulait, un peu à droite; ce kyste, libre dans la cavité de l'arachnoïde, pénétrait, à une profondeur de quelques lignes seulement, dans le canal rachidien, et fournissait à ce niveau des prolongements qui s'engageaient dans le trou condyloïdien antérieur, et dans la portion antérieure du trou déchiré postérieur; il contenait une multitude d'hydatides parfaitement rondes, lisses, transparentes, et d'un volume variable.

Il n'est pas, je pense, nécessaire d'insister beaucoup pour faire remarquer que la compression exercée par le kyste sur la moelle allongée, le mésocéphale et le cervelet, et, par conséquent, sur le quatrième ventricule et l'ouverture qui le fait communiquer avec la gaîne rachidienne, a dû déterminer l'accumulation du liquide.

Je me bornerai aux faits que je viens d'exposer pour prouver l'influence qu'ont, sur la production de l'hydrocéphale, les tumeurs développées dans la cavité crânienne. Il me serait cependant facile de citer à ce sujet un plus grand nombre de faits; ainsi, je pourrais parler des cas d'hydrocéphale avec compression du quatrième ventricule par une tumeur fibreuse développée sur la valvule de Vieusseus, ou par des tumeurs de diverses natures siégeant dans la protubérance annulaire; je pourrais ajouter que Whit a vu l'hydropisie du cerveau causée par un *tubercule* gros comme un œuf de poule, dans l'une des couches optiques; on trouvera encore un grand nombre d'observations de ce genre dans la thèse de M. Léveillé, sur les tubercules du cerveau.

Accumulation du liquide cérébro-spinal par gêne ou empêchement du cours du sang veineux cérébral.

Personne n'ignore aujourd'hui, que l'une des causes les plus fréquentes des *œdèmes*, *hydropisies*, et autres collections séreuses, est la difficulté mécanique du passage du sang veineux à travers les canaux qui le ramènent vers le cœur. Le liquide céphalo-rachidien qui est, ainsi que les sérosités diverses, résorbé par les veines, augmente aussi, et plus rapidement, en quantité, quand cette résorption vient à diminuer. Toutes les fois donc qu'un obstacle mécanique vient s'opposer au libre mouvement du sang dans les jugulaires interne et externe, il arrive nécessairement accumulation du liquide cérébro-spinal. Cette accumulation est encore plus considérable, et partant plus nuisible, quand l'obstacle se trouve dans les sinus cérébraux eux-mêmes, ainsi qu'on va le voir dans l'observation suivante, recueillie dans mon service à l'Hôtel-Dieu.

Une jeune fille, accouchée récemment à la Maternité, sans accident, mais affligée par crainte de ses parents et par l'obligation où elle s'était trouvée d'abandonner son enfant, fut prise, après avoir été saisie par le froid, de la maladie désignée sous le nom d'*alba dolens plegmasia puerperarum*. On la conduisit à l'Hôtel-Dieu, en décembre 1831, où elle fut placée dans ma salle. Les symptômes qui s'étaient manifestés d'abord à la cuisse droite disparurent en huit jours, par l'effet d'un bandage roulé, appliqué dans toute la longueur du membre. La cuisse gauche devint alors le siége d'un gonflement douloureux semblable au précédent ; le même système de compression fut employé avec un égal avantage. Tout allait pour le mieux, lorsque la malade commit une imprudence qui lui devint promptement funeste. Elle se gorgea d'aliments grossiers, but du vin qu'elle se procura par fraude, et fut prise, dès le même soir, d'une forte fièvre et d'un violent délire ; la face était boursouflée et œdémateuse ; cet état persista pendant vingt-quatre heures ; on crut au développement d'un érysipèle sur la tête ; elle tomba dans un état comateux, indice de compression du cerveau, et expira dans la journée.

Ce cas avait trop d'intérêt pour mes recherches sur le liquide céphalo-rachidien, pour que je ne fisse pas moi-même l'autopsie avec tout le soin et l'attention dont je suis capable.

La tête sciée, et non cassée selon l'usage barbare des amphithéâtres, nous trouvâmes une collection considérable de liquide : 1° à la surface des lobes cérébraux ; 2° dans les ventricules, depuis celui du cervelet jusqu'aux latéraux, qui étaient fortement distendus et agrandis ; 3° entre les deux lames du septum lucidum ou cinquième ventricule des anatomistes ; 4° dans le parenchyme cérébral lui-même ; la substance médullaire elle-même était œdématiée, molle, et lorsqu'on l'incisait la surface de la section laissait sourdre en quelques instants une couche de liquide transparent dont on augmentait l'épaisseur en pressant les parties circonvoisines.

Les veines de Gallien étaient bouchées complétement par des caillots fibrineux adhérents à leurs parois. Tous les sinus, mais principalement le latéral droit, étaient aussi obstrués par du sang coagulé, collé intimement aux parois.

Les veines crurales, que nous avons aussi examinées, nous offrirent des traces non douteuses de la phlébite dont elles avaient été affectées.

Il n'est donc pas possible de douter que la même cause morbifique qui avait produit les œdèmes des membres n'eût porté son action sur le système veineux du cerveau. Dans l'un et l'autre cas, les veines obstruées par la coagulation du sang ont cessé d'absorber le liquide, qui s'est accumulé soit à l'intérieur soit à l'extérieur de l'organe; avec cette différence importante cependant, qu'aux membres l'œdème ou la rétention séreuse a pu persister plusieurs jours sans compromettre la vie de la malade, tandis qu'à la tête le défaut de circulation veineuse a dû causer promptement la compression de l'encéphale, et bientôt la mort.

Augmentation du liquide cérébro-spinal par suite du moindre volume de l'encéphale.

Le cerveau, bien que contenu dans une cavité à parois inflexibles, n'est pas à l'abri des variations de volume qu'offrent, par l'âge ou par les maladies, tous les organes, et particulièrement ceux de l'abdomen et du thorax. Dans les phthisies qui se sont long-temps prolongées et où la maigreur et l'émacie sont devenues extrêmes, l'encéphale et particulièrement les lobes cérébraux ont sensiblement perdu de leur volume ; les anfractuosités sont larges et profondes, les circonvolutions espacées et de petites dimensions ; les cavités cérébrales sont au contraire notablement spacieuses. Dans de telles conditions de volume, il était mécaniquement nécessaire que le liquide cérébrospinal augmentât dans la proportion de la diminution générale de l'encéphale. C'est, en effet, ce qui existe constamment chez tous les sujets amaigris et chez lesquels l'amaigrissement s'est maintenu pendant quelque temps.

Pour être à même de vérifier ce fait curieux et neuf, en anatomie pathologique, il faut laisser écouler aussi peu de temps que possible entre l'instant de la mort et celui de l'autopsie, sans quoi le liquide, qui est toujours trèslimpide dans ces circonstances, s'imbibe dans les tissus environnants, et disparaît promptement, par l'effet de l'évaporation générale des fluides du cadavre.

Ce qui arrive par amaigrissement, suite de maladie, se

voit également dans la maigreur qui vient des progrès de l'âge. Ouvrez la tête d'un vieillard caduc et maigre, car ceux qui conservent de l'embonpoint ne sont pas dans le même cas ou au moins au même degré; ouvrez, dis-je, la tête d'un octogénaire, ainsi que je l'ai fait un si grand nombre de fois pendant mon séjour à la Salpétrière, vous trouverez toujours un cerveau très-petit, et, ce qui en est la conséquence inévitable, une grande abondance de liquide cérébro-spinal.

Le même phénomène se remarque, mais beaucoup plus prononcé, chez les vieillards qui tombent dans l'état nommé démence sénile ; ici le cerveau est encore plus petit, et le liquide plus abondant. Il n'est pas rare de rencontrer jusqu'à six onces de liquide et quelquefois davantage.

Mais le cas où le double fait de la diminution du cerveau et de l'augmentation du liquide est, sans contredit, le plus prononcé et le plus remarquable, est dans cet état qui suit et termine fréquemment l'aliénation mentale, et que les médecins ont nommé la paralysie des aliénés.

Quand cet état parvient à son dernier terme, c'est-à-dire que le malade, entièrement anéanti sous le rapport de l'intelligence et du mouvement volontaire, est une sorte de forme humaine sans pensée, sans désir, sans mouvement quelconque, les membres étant souvent contractés et immobiles, alors tout le système cérébro-spinal est dans une véritable atrophie.

La surface de l'organe est recouverte d'une couche liquide qui peut avoir jusqu'à un centimètre et plus d'épaisseur, et les ventricules latéraux sont tellement dilatés

qu'il semble que la plus grande partie de la masse encéphalique a disparu, ce qui est la vérité; si vous pesez
un tel cerveau, vous y trouverez à peine la moitié du
poids d'un cerveau sain.

Il ne faut rien moins que cette disparition presque complète de l'organe, pour faire comprendre les phénomènes
physiologiques qui l'accompagnent, et l'anéantissement
physique et moral où sont plongés les malades.

*Augmentation du liquide cérébro-spinal dans le cas
de moindre volume partiel de l'encéphale.*

Nous venons de voir quel rôle joue le liquide cérébro-
spinal quand l'encéphale tout entier diminue de volume; il
ne paraîtra pas surprenant que ce liquide se comporte de
même dans les cas de diminution de certaines parties de
l'organe.

Il n'est point rare que, par l'effet de l'âge avancé, une
partie d'un lobe cérébral diminue de volume, s'affaisse et
disparaisse presque entièrement. Les atrophies partielles,
où la matière nerveuse disparaît, ne sont pas rares à l'hospice de la Salpétrière.

Au premier aperçu, l'organe semble avoir conservé son
volume, l'arachnoïde viscérale est toujours appliquée contre
la dure-mère; la forme du lobe ne paraît pas modifiée, mais
si vous examinez les choses avec plus d'attention, vous
voyez que le volume et la forme apparente de la portion
du lobe cérébral disparu sont dus à un liquide qui, contenu dans une cellulosité à larges mailles, occupe la place

de la substance nerveuse résorbée, et que c'est à la présence de ce liquide que la forme générale du lobe doit
d'être conservée.

D'autres fois, c'est un lobe cérébral tout entier qui
n'existe pas, et qui est remplacé par une masse de liquide
cérébro-spinal. Ordinairement cette absence est due à un
défaut congénital d'organisation, à l'*agénésie* d'un lobe,
vice organique qui se manifeste au dehors par l'atrophie
et la contracture persistante du bras et du membre inférieur opposés.

Dans la jeune fille privée de cervelet et de mésocéphale
dont j'ai rapporté l'histoire dans mon *Journal de Physiologie*, la place de l'organe absent était occupée par une
masse de liquide qui avait permis aux os du crâne, et en
particulier à l'occipital, de se développer de manière que
la conformation générale de la tête ne se ressentît pas du
vice congénial.

J'ai récemment eu l'occasion de disséquer la tête d'un
jeune enfant de six semaines, chez lequel il y avait absence complète de corps calleux, de pont et de cervelet.
Rien dans la conformation générale de la tête, durant la
vie, n'avait pu me faire soupçonner l'existence de cette
remarquable agénésie; les parties cérébrales non développées étaient exactement remplacées par un égal volume
de liquide cérébro-spinal.

*Augmentation du liquide cérébro-spinal par congestion habi-
tuelle du sang vers le cerveau.*

Dans toutes les maladies où il y a habituellement afflux
considérable de sang vers le cerveau, la quantité de liquide
cérébro-spinal augmente. Ce fait a été remarqué par tous
les médecins qui font les autopsies avec quelque soin ; toujours vous voyez noté : la pie-mère est infiltrée de sérosité,
les ventricules en contiennent une ou plusieurs onces.
Sans doute ils n'expriment ainsi que le fait, mais c'est le
fait même qui est important.

Par exemple, les maniaques furieux, les monomanes
d'ambition, avec ou sans intervalles paisibles, s'ils viennent à succomber à une maladie aiguë, offrent, presque
constamment, une abondance insolite de liquide cérébro-
spinal, ce qui n'exclut point les autres lésions qui accompagnent fréquemment ce même état, et qui sont aussi la
conséquence de la congestion sanguine habituelle.

Je ne dis rien des explications dont les auteurs accompagnent ces remarques, *l'irritation, l'inflammation, l'arach-
nitis, la pie-mérite*, et tout ce verbiage de l'école dont le
vague et l'insignifiance sont les moindres défauts. Nous
ne sommes point encore arrivés à l'époque où l'on peut
espérer des médecins un langage précis exempt de méta-
phores sans valeur.

Il est de toute nécessité que cette intéressante partie
de la pathologie du cerveau soit soumise à une révision
complète, en prenant pour base l'existence normale du
liquide cérébro-spinal. C'est encore à l'anatomie et à la
pysiologie positive à diriger ici la médecine.

De même que la quantité de liquide cérébro-spinal augmente quelquefois dans une proportion considérable, de même ce liquide peut diminuer au point de disparaître entièrement. Ce résultat n'est en général littéralement exact que dans le crâne, il est beaucoup plus rare dans le canal vertébral. Encore, dans ce dernier cas, le liquide est-il remplacé par une sécrétion accidentelle et morbide. La raison s'en trouve dans les proportions respectives de la moelle épinière et de la cavité rachidienne. Il ne faut qu'un faible gonflement au cerveau pour remplir le crâne, il en faudrait un très-considérable pour que la moelle parvînt à combler la cavité du rachis.

Diminution du liquide cérébro-spinal par accroissement de la totalité ou d'une partie de l'encéphale.

Le liquide augmente quand la masse encéphalique diminue ; il est tout simple que le liquide diminue quand l'organe augmente de volume. Nous voyons, en effet, ce résultat, d'une manière très-apparente, dans tous les cas d'hypertrophie du cerveau ; la cavité du crâne étant alors complétement remplie par la masse de l'encéphale, et qui presse, même fortement, les parois ; il n'y a plus de possibilité physique à la présence d'un liquide qui forcément fuit de toutes parts et n'est plus reproduit. Rien n'est si facile que de reconnaître cette disposition : en ouvrant

le crâne des individus morts avec accroissement du volume cérébral, on voit, après l'enlèvement de la boîte
osseuse, la masse encéphalique faire saillie, de manière
qu'il n'est plus possible de la recouvrir complétement en
replaçant le crâne. Il se passe ici quelque chose de semblable à ce qui arrive lorsque les intestins font hernie,
après l'incision des parois abdominales. La dure-mère enlevée, on aperçoit les circonvolutions aplaties, les intervalles des anfractuosités réduits à de simples traces li-
néaires. Si on pénètre dans les cavités ventriculaires, le
septum lucidum se voit à peine; les ouvertures de communication d'un ventricule à l'autre sont étroites et évidemment resserrées.

J'ai eu plusieurs fois l'occasion de faire ces remarques
sur des cerveaux d'épileptiques, où l'organe était à la fois
hypertrophié et endurci.

En voici un exemple recueilli par M. le docteur Jodin.

Épilepsie datant de quarante ans. Turgescence du cerveau.
Absence de liquide.

«Florence, âgée de soixante ans, atteinte, depuis l'âge
de dix-huit ans, d'attaques d'épilepsie revenant tous les
mois, commençant par la face et se communiquant de là
au reste du corps.

» Le 8 novembre 1828. Attaque violente, se renouvelant
toutes les heures, et se continuant, sans interruption, jusqu'au 12, jour de sa mort.

» *A l'autopsie.* Tête petite; méninges injectées, peu adhérentes ; cerveau faisant saillie hors du crâne ; circonvolutions aplaties, comme si le cerveau était comprimé par un épanchement intérieur, et cependant il n'y a pas de trace de liquide dans les ventricules, qui sont très-petits, resserrés. Il n'y a rien dans la substance cérébrale, qui est légèrement injectée, *très-consistante*. Il semble qu'ici le cerveau ait éprouvé une sorte de turgescence, qu'il ait cherché à se dilater. Le lobe postérieur de l'hémisphère droit présente à l'extérieur un enfoncement, une véritable perte de la substance : peut-être est-ce là le point de départ de l'épilepsie. »

J'ai fait moi-même de semblables remarques sur de simples hypertrophies cérébrales sans épilepsie.

L'accroissement de la totalité de l'encéphale peut aussi résulter de la présence d'une trop grande quantité de sang, sans qu'il y ait pour cela hypertrophie, dans le cas de congestion cérébrale simple ou par asphyxie. Consultez les observations de congestion cérébrale rédigées avec soin, et vous verrez notée, sans que les auteurs aient cherché à expliquer le phénomène, la petite quantité du liquide ventriculaire. Je vais en rapporter quelques exemples :

Congestion cérébrale subitement mortelle. Quantité très-minime de liquide ventriculaire chez une aliénée de quarante-cinq ans.

Fresnay, quarante-cinq ans, ancienne cuisinière, admise à l'hospice le 13 janvier 1830, avec agitation, fureur, etc., s'était calmée par degrés, puis était tombée en demence , sans paralysie. Employée aux travaux de la maison , elle jouissait d'une bonne santé ; le 4 septembre 1837, elle avait porté de l'eau le matin , s'était couchée tranquillement à son heure ordinaire (sept heures du soir), la tête plus bas que les pieds. Après avoir mangé un hareng et une poire, elle tousse, se plaint; on lui demande si elle n'a pas d'arête dans le gosier ; elle répond que c'est le sang, tousse encore, et ne répond plus. Appelé immédiatement, le chirurgien de garde la trouva morte, et employa pendant vingt minutes tous les moyens indiqués pour la rappeler à la vie, mais il ne put y parvenir.

Autopsie. Taille peu élevée ; embonpoint très-considérable. Tout annonce ici une forte congestion cérébrale : les téguments de la tête et du cou sont fortement injectés ; le crâne est mince, sans diploé ; la dure-mère est mince, ses sinus gorgés de sang, ainsi que les veines de la pie-mère ; la substance cérébrale assez consistante, poisseuse, également gorgée de sang. Partout la substance grise est de couleur lie de vin, dans le cerveau, le cervelet, et la protubérance annulaire. Les ventricules sont remarquables par leur petitesse, et ils contiennent à peine quelques gouttes de liquide. La muqueuse laryngo-trachéale est très-rouge ; les poumons sont d'un gris blanchâtre ; le cœur, volumineux et ferme ; l'estomac est sain, très-grand, rempli d'aliments non altérés.

*Mort par asphyxie. Congestion cérébrale. Quelques gouttes
seulement de liquide, dans un cas de démence avec paralysie.*

Sabatier, trente-huit ans, taille moyenne, d'un embonpoint considérable , à tête volumineuse, a été admise
aux aliénées le 25 avril 1831. Son intelligence, naturellement peu développée, s'est affaiblie dans ces derniers
temps ; en même temps est survenu l'affaiblissement du
mouvement. Accès d'agitation et de fureur, qui, voulant
se tourner contre elle-même et contre ses voisines , for-
çaient à lui tenir presque constamment la camisole de
force. D'une voracité extrême , elle se jetait avec une espèce de rage sur les aliments qu'on lui présentait. La
santé générale était bonne, lorsque, le 30 août 1831 , à
midi, la fille de service, après lui avoir donné à manger ,
comme à son ordinaire, d'une espèce de bouillie, dans laquelle se trouvait du pain, va à une autre malade, puis
se retourne vers Sabatier, et la trouve morte.

Autopsie. Téguments du crâne gorgés de sang, ainsi que
les vaisseaux des méninges; substance cérébrale ferme et
injectée; quantité très-minime de liquide à la surface du
cerveau et dans les ventricules, qui sont assez grands ,
mais comprimés et aplatis.

La bouche, le pharynx, la partie postérieure des fosses
nasales se trouvent remplis par le bol alimentaire, qui a
franchi la glotte, est descendu dans le larynx, et se trouve
ainsi, en petite quantité, il est vrai, dans la trachée-artère.
Il est inutile de rapporter ici un plus grand nombre

d'observations semblables. Notons que les deux femmes,
si elles avaient succombé à un autre genre de mort, auraient sans doute présenté une augmentation de liquide céphalo-rachidien, car elles étaient en démence ; la dernière,
Sabatier, avait des ventricules très-grands , qui contenaient probablement beaucoup de liquide avant l'accident
mortel qui a frappé cette femme.

*Diminution du liquide, par accroissement partiel du volume
du cerveau.*

Un grand nombre de causes peuvent accroître partiel-
lement le volume de l'encéphale : 1° l'hypertrophie d'un
lobe, d'un lobule, ou de tout autre point de l'organe ;
2° le développement de tumeurs dans le parenchyme ,
telles que tubercules, hydatides, abcès et dégénérescen-
ces diverses. Dans ce cas, le volume de la tumeur, s'ajoutant à celui de l'encéphale , augmente les dimensions de
cet organe, et expulse le liquide. Il est bon cependant de
faire observer que le plus souvent le développement de
ces tumeurs est très-lent ; qu'elles peuvent se creuser une
cavité aux dépens de l'organe cérébral atrophié, de manière qu'il n'y ait pas d'accroissement de volume, et, par
conséquent, point de diminution du liquide ; 3° des hémorrhagies cérébrales, siégeant au milieu de la substance
médullaire, et qui, comme les tumeurs, augmentant le
volume du cerveau ou du cervelet, ont aussi pour effet
physique l'expulsion et bientôt la résorption du liquide
céphalo-rachidien.

94

Diminution du liquide, par épaississement des os du crâne.

Je rapporterai en détail une observation de ce genre, que je dois encore à M. le docteur Jodin.

Compression du cerveau par épaississement du crâne. Absence de liquide, avec des ventricules très-grands, mais aplatis.

Boyer (Marie-Catherine), âgée de soixante-dix-sept ans, gardeuse de chèvres, née au faubourg Saint-Laurent, qu'elle n'a jamais quitté; n'a jamais été mariée; n'a jamais eu d'enfant. On ne peut avoir d'autres détails sur sa vie antérieure. Tout ce qu'on peut apprendre des voisins, c'est qu'on l'a toujours vue dans le clos Saint-Lazare, où elle avait un troupeau d'une trentaine de chèvres; que son commerce a successivement décliné, et que depuis trois à quatre ans, il ne lui restait plus qu'une chèvre et un bouc; qu'elle couchait sur de la paille avec eux, dans une cabane, où la laissait gratuitement la société du clos Saint-Lazare. Depuis ce temps, on la voyait marcher très-courbée, à l'aide d'un bâton, et tomber assez fréquemment. Elle buvait beaucoup de vin blanc, rarement de l'eau-de-vie. Elle parlait toujours brusquement, se mettait facilement en colère, même contre ceux qui lui rendaient service, et même contre ceux qui lui apportaient de la nourriture. L'hiver, elle se brûlait souvent avec sa chaufferette. La crainte du feu qu'avaient tous ses voisins, la misère profonde où elle était plongée, motivèrent son admission à la Pitié, où son agitation, troublant le repos des autres malades, la fit promptement transférer aux aliénés de la Salpétrière, au commencement de septem-bre 1831.

Nous la trouvâmes dans l'état suivant :

Embonpoint assez considérable ; démence senile ; la vue et l'ouïe sont conservées, mais la mémoire est à peu près éteinte. Je lui demande son nom, son âge : elle me re-garde, et me parle de ses chèvres ; du reste, elle ne parle que pour demander à manger, à boire ; elle mange et boit avec avidité. Elle ne peut se soutenir sur ses pieds, aussi la laisse-t-on toujours couchée ; elle remue, sans tou-tefois les soulever, les jambes ; elle les remue plus vive-ment et jure quand on lui pince la peau ; elle soulève en-core les bras. Elle rend sous elle l'urine et les matières fécales, probablement comme elle faisait au milieu de ses bestiaux. Quelquefois elle est calme, lorsqu'elle digère ; le plus souvent elle crie, jure après les filles de service, n'est jamais contente ; la nuit, surtout, elle est agitée, pa-raît rêvasser. Bientôt se déclarent des signes de scorbut, des taches aux jambes, aux gencives, et, enfin, une gan-grène de la lèvre supérieure vient terminer la vie de cette misérable femme, le 28 septembre 1831, trois semaines après son admission.

Autopsie. En commençant l'autopsie, je suis frappé de la grosseur, et surtout de la pesanteur extraordinaire de la tête. En sciant le crâne, j'étais déjà arrivé à une grande profondeur sans rencontrer la dure-mère ; j'avais beau scier, c'était toujours une résistance osseuse. Enfin, un dernier trait de scie arrive sur la dure-mère, et, à l'aide du sabre et du marteau, je parviens à enlever une croûte crânienne d'une épaisseur prodigieuse, et à mettre à découvert les membranes du cerveau, qui est là encaissé comme une noix fraîche dont on n'a point enlevé l'enveloppe verte. Un peu de liquide transparent existe à la surface du cerveau, où les circonvolutions sont aplaties, mais elles le sont surtout à la face inférieure. Les ventricules sont largement dilatés, mais ne contiennent que très-peu de liquide. Le cervelet est aplati comme une galette ; la protubérance l'est également. Partout la substance est ferme, consistante, décolorée.

La moelle épinière ne participe pas à cette compression.

Toute la masse cérébro-spinale enlevée, je trouve l'enveloppe osseuse dans l'état suivant :

La tête présente :

A l'extérieur.	Diamètre	antéro-postérieur	193 mill.
Id.	Id.	transversal	158
A l'intérieur.	Id.	antéro-postérieur	160
Id.	Id.	transversal	130

Il reste donc pour l'épaisseur :

Frontale	17
Occipitale	16
Temporo-pariétale droite	19
Id. gauche	9

Toutes les fosses de la base du crâne sont aplaties ; le

trou occipital est rétréci. Les sillons artériels sont changés en véritables canaux. Les os, ainsi hypertrophiés, sont spongieux et pleins de sang ; les os de la face sont également spongieux. La mâchoire inférieure seule ne participe pas à cette spongiosité des os de la tête. Les vertèbres et les autres os sont dans l'état normal.

La poitrine et l'abdomen ne présentent rien de remarquable.

Symptômes de la diminution ou de l'augmentation du liquide céphalo-rachidien.

La diminution du liquide, dans les observations que nous venons de rapporter, ne nous a point offert ces caractères tranchés qui se montrent chez un animal quand on soustrait brusquement le liquide, en lui ouvrant une issue artificielle. Dans ces cas de maladies, la disparition du liquide est lente et graduelle; aussi ses indices sont-ils enveloppés d'une profonde obscurité, masqués qu'ils sont par les symptômes de la maladie principale dont cette diminution n'est qu'un effet.

Il n'en est pas toujours de même dans l'augmentation. Il est vrai que dans les divers cas d'augmentation du liquide dont nous avons parlé, le phénomène a eu lieu d'une manière graduée, il a fallu plusieurs mois, quelquefois plusieurs années, avant qu'il eût atteint son maximum. Le plus souvent, ni les fonctions cérébrales, ni les mouvements n'en ont été gravement affectés ; et quand ces fonctions ont présenté des altérations, la cause appartenait moins au liquide qu'à des lésions propres

15

à l'encéphale. Mais dans les cas que nous allons actuellement examiner, les choses se passent rapidement, quelquefois instantanément ; les accidents qui se produisent, et qui sont de la plus haute gravité, dépendent de la trop grande abondance du liquide, et ont beaucoup d'analogie avec ceux que l'on peut produire artificiellement sur les animaux vivants.

Accumulation rapide du liquide céphalo-rachidien. Apoplexie séreuse.

Que le liquide s'accumule brusquement dans les ventricules du cerveau, et y cause des accidents graves, et même la mort, est un fait connu depuis très-long-temps. Il est peu de médecins de grande pratique qui ne l'aient signalé, et cependant, à raison de l'ignorance où l'on a été réellement jusqu'ici de l'existence normale du liquide céphalo-rachidien, cette accumulation, et surtout la manière dont elle s'effectue, sont encore très-controversées.

Si les anciens médecins et ceux de notre époque eussent connu l'existence du liquide céphalo-rachidien, et son véritable siége, ainsi que l'ouverture normale qui fait communiquer les cavités cérébrales avec l'espace sous-arachnoïdien, il n'eût pas régné, il ne régnerait pas encore tant d'incertitude sur cette maladie désignée, dans le vague langage scolastique, par l'épithète d'apoplexie séreuse, et nous ne verrions pas dans les ouvrages classiques nier la réalité de cette affection, vue si fréquemment et si exactement décrite par les grands observateurs.

C'est surtout chez les vieillards que l'accumulation rapide du liquide céphalo-rachidien se fait remarquer. Je l'ai maintes fois observée lorsque j'étais médecin à l'hospice de la Salpétrière.

Elle se présente sous deux formes. Dans l'une, qui est la plus fréquente, l'accumulation se fait avec promptitude, mais elle n'est pas subite : elle met un certain temps à se développer, et ne cause d'accidents, et surtout la mort, qu'après un ou plusieurs jours; dans l'autre, la collection aqueuse se fait brusquement, et amène en quelques minutes la plupart des phénomènes morbides qui caractérisent habituellement l'hémorrhagie cérébrale. Nous allons d'abord parler de l'accumulation rapide, mais non subite.

Augmentation rapide du liquide céphalo-rachidien.

En voici un exemple recueilli dans mon service à la Salpétrière.

Lévêque (Marguerite), âgée de quatre-vingt-trois ans, entre à l'infirmerie le 13 mai 1829. Elle ne se plaint d'aucune douleur, mais, depuis le matin, elle entend difficilement ; elle répond avec lenteur aux questions qu'on lui adresse ; les membres n'offrent aucun signe de paralysie ; la sensibilité y est peu développée; la respiration est libre, un peu lente ; le ventre n'est pas douloureux à la pression ; la langue est humide ; la chaleur de la peau est naturelle ; le pouls est petit.

Du 13 au 24 mai. l'abattement augmente un peu ; l'engourdissement général est le même.

Le 24, face pâle ; pouls petit ; décubitus dorsal, la tête

penchée vers l'épaule droite. Coma, dont on peut cependant tirer la malade ; ses yeux sont mobiles ; elle paraît en-
tendre les questions qu'on lui adresse, mais n'y répond
point. La sensibilité des membres est engourdie, les
mouvements.presque nuls. Il y a émission involontaire
de l'urine et des matières fécales.

Le 25, face pâle, pouls petit, comme la veille. Coma
profond; le bras et la jambe du côté droit peuvent être
violemment pincés, sans que la malade s'en aperçoive ;
les mouvements y sont nuls. Il n'y a pas de céphalalgie ;
les yeux sont mobiles, la pupille est dans l'état naturel ;
la langue est sèche ; le ventre paraît un peu sensible à la
pression. Il n'y a plus d'évacuations alvines. La mort a lieu
dans la journée.

Autopsie, faite trente heures après la mort.

Taille de quatre pieds quatre pouces. Face décolorée.

Tête. Il n'y a aucun signe de congestion vers la tête ;
les téguments du crâne ne laissent écouler que quelques
gouttes de sang ; les parois osseuses ont peu d'épaisseur ; la dure-mère n'est pas tendue sur le cerveau, elle
est soulevée dans quelques points ; sa surface interne
est pointillée en rouge aux environs de l'artère sphéno-
épineuse. Cette coloration, d'un rouge assez foncé, se
trouve au milieu d'une couche albumineuse, transparente, et qui s'enlève facilement. Au-dessous, la dure-
mère est lisse, et présente à peine quelques points d'injection ; la partie correspondante de l'hémisphère est
sans rougeur. La convexité des deux lobes cérébraux
présente çà et là des amas d'un liquide transparent, jau-

nâtre, situé au-dessous de l'arachnoïde cérébrale, et re-
foulant dans quelques parties les circonvolutions, de manière à se creuser une cavité dans la substance du cerveau,
c'est-à-dire, au milieu des circonvolutions écartées les
unes des autres.

Les ventricules, ouverts, laissent échapper une grande
quantité de liquide transparent, limpide ; l'aqueduc de
Sylvius paraît plus grand que de coutume. On enlève chaque hémisphère séparément; on les presse également, et
on en exprime du liquide qui se trouvait, sans doute, entre les circonvolutions.

On pèse l'encéphale, par parties, et on obtient :

Cervelet, avec mésocéphale,	135	gram.
Lobe droit	408	id.
Lobe gauche	401	id.

On examine ensuite les ventricules. La capacité du ventricule gauche est évidemment plus grande que celle du
ventricule droit; sa cavité, unciforme, est plus large. Dans
le quatrième ventricule, l'espace compris entre les deux
lobes du cervelet est assez grand. Le canal vertébral contient beaucoup de liquide.

La substance du cerveau, examinée avec soin, n'a point
offert d'altération.

La poitrine et l'abdomen n'ont rien présenté de remarquable.

Personne ne doutera que, dans ce cas, les phénomènes
maladifs n'aient été l'effet de l'augmentation graduelle du

liquide céphalo-rachidien. Ce n'est pas positivement ce
que l'on pourrait désigner littéralement par apoplexie séreuse; mais cette dernière expression elle-même n'a rien
d'assez bien déterminé pour qu'on doive tenir beaucoup
à la conserver. On remarquera que la collection s'est ef-
fectuée et à la surface des lobes, et à l'intérieur des ventricules.

Accumulation subite du liquide céphalo-rachidien.

Une femme, âgée de soixante-treize ans, d'une constitution détériorée, sujette à des accès d'asthme, dans les
temps froids, et quelquefois aussi durant les grandes cha-
leurs, perdit subitement connaissance, le 1ᵉʳ août 1829,
et fut portée immédiatement dans mon service. Cet état
dura près d'une heure; et quand M. Jodin, mon interne,
la vit, elle pouvait répondre à quelques questions; mais
les mouvements étaient gênés; il y avait de légers étour-
dissements, de la céphalalgie; le pouls était développé,
légèrement irrégulier; la respiration un peu gênée. *Pres-*
cription:Pédiluves sinapisés, boissons délayantes, diète, etc.
Les 2 et 3 août, la malade va mieux, et tout semblait an-
noncer qu'elle en serait quitte pour une simple congestion sanguine; mais, le 4, les facultés intellectuelles s'embarrassent brusquement de nouveau; la malade s'exprime
difficilement; les mouvements du côté droit sont gênés;
elle agite convulsivement son bras droit, comme pour
le porter à la tête; le pouls se développe, la face se
colore. (Saignée de 250 gr., pédiluves sinapisés, lavement

purgatif, diète.) Bientôt la tête s'incline à droite; les mouvements de ce côté sont de plus en plus difficiles ; ceux du côté gauche s'embarrassent ; les facultés intellectuelles s'abolissent. Dans la nuit, il se développe des convulsions générales. Tous ces symptômes augmentent graduellement; la paralysie devient générale , et la malade meurt dans la soirée du 7.

Autopsie, ving-quatre heures après la mort.

En ouvrant le canal rachidien, à la partie inférieure , selon mon procédé, on en extrait cent grammes de liquide limpide et non coloré. Les téguments de la tête offrent à peine des traces de sang dans les vaisseaux. Le crâne, enlevé avec les précautions convenables , on aperçoit une couche de liquide au-dessous de l'arachnoïde des lobes ; cette couche a plus de sept millimètres d'épaisseur. Les circonvolutions sont aplaties ; les vaisseaux sanguins du cerveau, artères, veines et sinus, contiennent du sang noir ; les artères, surtout la basilaire, présentent des plaques osseuses. Quant au cerveau , il est parfaitement sain ; les méninges s'enlèvent facilement.

Les poumons sont sains; le cœur est volumineux; ses ventricules sont hypertrophiés. On remarque aussi des plaques osseuses dans les parois de l'aorte.

Augmentation du liquide par défaut de résistance des parois.

Avant de terminer ce qui a rapport à l'augmentation du liquide, nous ne pouvons nous dispenser de mentionner

les cas dans lesquels cette augmentation est due à la fai-
blesse des parois céphalo-rachidiennes.

Dans ces cas, qui constituent les hydrorachis, et les hy-
drocéphalocèles, le liquide, qui exerce constamment sa
pression sur l'organe cérébro-spinal et ses enveloppes, ne
trouvant pas dans ces dernières une résistance suffisante,
les distend ou les rompt, et vient former à l'extérieur une
tumeur de forme et de grandeur variables, transparente,
surtout lorsqu'elle est gonflée par les cris, susceptible
d'être soumise à une compression qui retentit sur le cerveau. Il peut arriver néanmoins que la transparence ne
soit pas manifeste lorsque le liquide est altéré; que la
compression exercée sur une tumeur rachidienne ne détermine aucun phénomène cérébral; c'est qu'alors il y a,
comme nous l'avons dit au commencement de ces recherches, interruption de communication entre le liquide rachidien et celui qui existe dans le crâne.

Le mode de formation de ces tumeurs est bien prouvé
par l'expérience suivante : J'ai enlevé, sur un chien, les
lames de plusieurs vertèbres; après quelques jours, il s'é-
tait produit un véritable hydrorachis artificiel. J'aurais
voulu répéter cette expérience et la varier, mais je n'ai pas
encore pu y réussir, une substance osseuse nouvelle étant
venue remplacer les lames vertébrales enlevées, de manière
à empêcher la distension des membranes rachidiennes.

A l'appui de cette opinion, je citerai un enfant de
sept mois, qui m'a été amené par M. Manec, chirurgien de l'hospice de la Salpétrière, et chez lequel, à travers une fêlure accidentelle du pariétal gauche, est sortie
une tumeur transparente dès son origine, augmentant

par les cris. Sa compression détermine celle du cerveau ;
cette tumeur ne peut être formée que par le liquide cérébral.

Infiltration du liquide céphalo-rachidien dans le parenchyme cérébral.

Après avoir parlé de l'augmentation et de la diminution
du liquide cérébro-spinal, avant d'aborder la question de
ses altérations, nous dirons un mot de la distribution vi-
cieuse de ce liquide qui, au lieu d'occuper son siége
normal, est infiltré dans la substance nerveuse elle-
même.

Cet état maladif, signalé dans ces derniers temps sous
le nom d'*œdème cérébral*, s'accompagne de diverses circonstances qui le font reconnaître. La dure-mère est tendue
sur le cerveau, qui fait hernie si on incise cette membrane ;
l'arachnoïde est transparente ; la pie-mère est d'un rose
pâle ; les circonvolutions cérébrales sont aplaties, et séparées
par de simples lignes sinueuses ; les ventricules rétrécis
contiennent fort peu de liquide ; le cerveau est plus volumineux que dans l'état normal. La subtance cérébrale,
humide, spongieuse, est véritablement infiltrée d'un liquide
transparent, qui découle ou suinte en gouttelettes à la
surface des incisions, sous la pression la plus légère, et
même sans pression ; la substance grise est pâle, la substance médullaire est d'un blanc mat. Les lobes cérébraux
seuls sont ordinairement le siége de cette infiltration, que
M. Etoc a rencontrée une fois seulement dans le cervelet.

Au reste, cet état pathologique est assez rare ; M. Etoc ne l'a observé que quatre fois sur plus de trois cents ouvertures d'aliénés, et M. Jodin trois fois sur quatre cents.

Les auteurs qui ont signalé cette lésion anatomique l'ont considérée comme une infiltration de la sérosité du sang , semblable à l'œdème des autres parties du corps. Mais dès que l'existence du liquide céphalo-rachidien est connue, il faut renoncer à une telle explication ; il est beaucoup plus probable que le prétendu œdème du cerveau est une infiltration du liquide céphalo-rachidien qui a envahi le parenchyme cérébral au lieu de se borner à baigner la surface de l'encéphale.

M. Guersent, qui a observé cette infiltration chez les enfants, n'indique aucun symptôme particulier propre à la faire distinguer des autres affections cérébrales.

M. Etoc dit qu'elle détermine cette stupidité caractéristique de certaines manies ou monomanies.

M. Jodin l'a rencontrée dans plusieurs cas de démence.

Il est difficile, en effet, que l'intégrité de l'intelligence se maintienne avec une pareille condition du cerveau.

Dans une observation citée par M. Poullain-Dubourg , l'œdème cérébral, envahissant le cerveau et le cervelet, avait refoulé ce dernier organe sur la protubérance et la moelle allongée, dont l'aplatissement indiquait la compression. Les principaux phénomènes observés pendant la vie furent, d'abord, des accès épileptiformes très-fréquents, puis un état d'hébétude et de somnolence, avec divergence dans l'axe des deux yeux. Vers les derniers jours, la respiration, devenue stertoreuse, s'embarrassa de

plus en plus, et le malade mourut par une véritable asphyxie. Cette mort s'explique assez rationnellemènt par
la compression des nerfs respirateurs. Quant à la divergence dans l'axe des yeux, peut-être est-ce dans la compression de la protubérance et de la moelle allongée qu'il
faudrait en rechercher la cause? Cela semblerait du moins
coïncider avec nos expériences, dans lesquelles nous pro-
duisons le même phénomène, en blessant la moelle allongée, au niveau des pédoncules inférieurs du cervelet.

En résumé, les symptômes de compression paraissent
être le caractère le plus constant de l'infiltration du cerveau par le liquide céphalo-rachidien.

*Substitution du liquide céphalo-rachidien à la substance nerveuse
rachidienne.*

Le liquide céphalo-rachidien s'infiltre quelquefois
dans le tissu de la moelle épinière. Cet envahissement
détruit quelquefois aussi la moelle dans une grande
partie de son étendue ; à sa place reste le liquide
qui s'y est substitué. J'ai rapporté dans mon *Journal de
Physiologie* (1) une observation très-intéressante sous
ce point de vue. Il s'agit d'un homme, âgé de quarante-
quatre ans, qui, pendant les sept dernières années de sa
vie, fut atteint d'atrophie et de contracture des deux
membres thoraciques, avec persistance de la sensibilité.

---

(1) *Journal de Physiologie expérimentale*, tom. 3, pag. 173.

A part cette lésion limitée du mouvement, qui avait amené
une élévation dans les épaules, et une légère déviation
dans la colonne vertébrale, le malade jouissait de la mobilité et du sentiment dans le reste du corps. Il pouvait
marcher et se promener. Son esprit, cultivé, et ses sens,
délicats, n'avaient pas éprouvé le plus léger trouble.
N'ayant rien perdu de leur activité, ses facultés généra-
trices lui permirent des rapports sexuels presque jusqu'à
sa mort, qui fut déterminée par une consomption pulmonaire. Les altérations révélées par l'autopsie furent une
disparition presque totale de la moelle épinière, depuis
la quatrième paire de nerfs cervicaux jusqu'à la quatrième
paire dorsale. Toute la substance médullaire des faisceaux
postérieurs, dans cette région, était ramollie, dissociée,
et tenue en suspension dans un liquide séreux et presque
incolore. A l'incision de la pie-mère rachidienne, toutes
les parcelles nerveuses, entraînées par le flot du liquide,
permirent de constater l'étendue de la désorganisation.
Les origines des nerfs à la moelle étaient détruites presque en totalité ; une bandelette médullaire de substance blanche, très-mince, et large de deux lignes environ, qui existait en avant, était le seul moyen de communication qui restât entre les portions cervicale et dorsale de la moelle. Il est évident, d'après la durée de la
maladie, d'après le siége et les caractères de la lésion organique, que l'altération était ancienne. Cependant, dans
ce cas, qui n'est, du reste, pas le seul de ce genre que la
science possède, la moelle épinière pouvait transmettre
encore au cerveau le mouvement et le sentiment aux membres inférieurs et l'activité aux organes génitaux.

Le liquide céphalo-rachidien peut se substituer à un organe cérébral tout entier, comme le prouve l'observation suivante de **M.** Combette, extraite de mon *Journal de Physiologie expérimentale.* Chez une jeune fille morte à l'âge de onze ans, on remarqua une absence complète du cervelet, qui était remplacé par du liquide céphalo-rachidien, contenu dans un sorte de kyste membraneux. Il n'existait aucune trace du pont de Varole, ni du quatrième ventricule ; les pyramides antérieures se terminaient en fourche par les pédoncules cérébraux. L'espace occupé d'habitude par ces diverses parties était rempli par le liquide céphalo-rachidien. Les phénomènes constatés pendant la vie furent un affaiblissement dans les mouvements des membres inférieurs. Les sens étaient intacts, les autres parties du corps fonctionnaient bien, les mouvements étaient libres, la sensibilité et la locomotion étaient intactes. Du reste, une constitution scrofuleuse et le vice de la masturbation n'avaient pas été sans influence sur le développement des facultés physiques et morales de cette jeune fille.

Modifications des propriétés physiques et chimiques du liquide céphalo-rachidien.

Soit qu'il augmente, soit qu'il diminue, le liquide peut rester à l'état normal, ou bien il peut être modifié dans ses propriétés physiques et chimiques.

Ces modifications changent les proportions de ses parties constituantes, ou bien y apportent des éléments étrangers.

Les changements de proportion dans les parties constituantes du liquide céphalo-rachidien, tels que les maladies les produisent, ont été jusqu'à présent peu étudiés, excepté dans le choléra-morbus, où M. Foy dit avoir constaté une augmentation notable d'albumine.

Les modifications du même liquide, par addition de matières étrangères, ont été fréquemment observées. Ces matières peuvent être introduites dans l'économie, absorbées, finalement transportées dans le liquide cérébro-rachidien par la voie de la circulation du sang et de l'exhalation des vaisseaux de la pie-mère, ainsi que je l'ai constaté pour certains sels. Le plus souvent les altérations du liquide céphalo-rachidien proviennent d'états morbides de l'organe cérébro-spinal ou de ses enveloppes. C'est tantôt du sang, qui s'est échappé de ses vaisseaux, ou de la matière cérébrale ramollie ; d'autres fois, c'est un produit de formation pathologique, comme du pus, des fausses membranes, de la matière tuberculeuse, divisées en parcelles flottantes, etc. De ces différents mélanges, résultent nécessairement des modifications de couleur, de consistance, etc. , modifications que nous allons décrire, en même temps que nous ferons connaître les cas pathologiques où ils ont été observés.

Mélange du sang avec le liquide céphalo-rachidien.

Le sang, sorti de ses vaisseaux, se mêle fréquemment au liquide céphalo-rachidien ; mais, pour que le mélange ait lieu, il faut que l'hémorrhagie atteigne, soit la surface de l'organe cérébro-spinal et la cavité sous-arachnoïdienne, soit l'une ou l'autre des cavités du cerveau ; ainsi dans les hémorrhagies spontanées, avec coloration du liquide céphalo-rachidien, on peut être certain que le foyer communique avec les ventricules ou avec l'extérieur de l'organe cérébro-spinal. Nous allons en rapporter des exemples :

1° *Hémorrhagie dans le corps strié ; caillots occupant les ventricules du cerveau, l'aqueduc de Sylvius, le quatrième ventricule, la surface du cervelet, de la protubérance, de la moelle allongée.*

Biges (Pierre), âgé de soixante-deux ans, d'une stature moyenne, replet, à cou gros et court, est apporté à l'Hôtel-Dieu, le 5 juin 1833, dans un état apoplectique que l'on prétend exister depuis une heure seulement. Paralysie incomplète à droite. Le 6, au matin, je le vis pour la première fois. Paralysie du mouvement et du sentiment à droite, aussi marquée dans le bras que dans la jambe ; à gauche, mouvements convulsifs qui reviennent comme par accès ; coma, respiration stertoreuse.

Le soir le coma est moins profond. Eau glacée sur la tête,
sinapismes aux pieds. Le 7 mieux : la paupière n'est plus
paralysée; un peu de sensibilité et quelques mouvements
dans le bras et dans la jambe; quelques signes de connaissance; le soir l'état comateux est revenu; mort dans
la nuit.

Autopsie.— Crâne. Quelques gouttes de liquide transparent à la surface du cerveau; toutes les veines sont gor-
gées de sang. La substance cérébrale est molle et sablée
en rouge. Un énorme épanchement de sang existe dans le
corps strié gauche, dans le ventricule gauche, dans la
cavité digitale du ventricule droit, dans le ventricule
moyen, dans celui du cervelet, à l'extérieur du cervelet,
de la protubérance et de la moelle allongée.

...L'épanchement a débuté à la partie externe du corps
strié gauche; là existe une grande excavation, remplie d'un
caillot gros comme un œuf de dinde, qui a dilacéré la
substance cérébrale, surtout en dehors et en haut; la partie du corps strié qui fait saillie dans le ventricule est
intacte, et conserve sa forme. L'excavation s'étend ensuite
en dehors de la couche optique, et communique largement avec la cavité digitale. Toute cette cavité offre sur ses
parois des débris de substance cérébrale ramollie; mais au-
delà, en incisant perpendiculairement les parois, on
ne trouve pas d'altération bien sensible dans la couleur
ni dans la consistance des parties environnantes. Le caillot, en se moulant sur les ventricules, qui sont distendus, mais dont la membrane interne est intacte, s'étend
dans tout le ventricule gauche, puis dans le ventricule

droit, où il est entouré d'une assez grande quantité de sang fluide. Le sang, sous forme de *caillot vermiculaire*, occupe l'aqueduc de Sylvius, au-dessous de la valvule de Vieussens, et le ventricule du cervelet, où il s'est moulé de manière à prendre la forme d'un losange; il sort par l'extrémité inférieure de ce ventricule, à travers l'ouverture normale que j'ai décrite, toujours sous forme de caillot, et en contournant en dessous les pédoncules du cervelet; répandu à la surface de cet organe, il forme, au-dessous de l'arachnoïde, des plaques plus ou moins épaisses, et s'étend au-dessous de la protubérance et sur la moelle allongée. Ici le sang coagulé a remplacé le liquide cérébro-spinal, dont il reste quelques traces à la surface du cerveau seulement; le sang ne s'y est pas mêlé, parce que cette surface a été appliquée exactement contre les parois du crâne, par la pression de l'épanchement ventriculaire. Il est à regretter que l'examen n'ait pas été poussé jusque dans le rachis. Nul doute que le sang n'ait descendu jusqu'à l'extrémité inférieure du canal rachidien.

Hémorrhagie dans la couche optique. Sang coagulé dans les ventricules; liquide céphalo-rachidien sanguinolent. Sang coagulé autour du cerveau et de la moelle épinière.

Roquejoffe, âgé de soixante-trois ans, d'une constitution apoplectique, perd subitement connaissance, le 13 juin 1833, tombe dans un escalier, et est amené le 14 à l'Hôtel-Dieu. On constate une abolition complète des facultés intellectuelles ; il y a du coma ; la respiration est lente et stertoreuse ; la résolution et l'insensibilité des membres supérieurs et inférieurs est complète. La tête est penchée, la bouche déviée à droite ; la pupille droite dilatée, la gauche contractée, immobile ; le pouls petit, lent ; on prescrit deux saignées du bras, un lavement purgatif, des sinapismes. La mort arrive le 15, à sept heures du matin.

Autopsie. Ecchymoses circonscrites dans le tissu cellulaire sous-cutané ; muscles temporaux infiltrés de sang ; liquide sanguinolent à la partie antérieure de chaque lobe cérébral, sur la face convexe du lobe droit, et sur le côté droit du cervelet ; quelques caillots entre les circonvolutions du lobe cérébral droit ; dans les ventricules latéraux on voit du sang noir épanché, en plus grande quantité à droite. La surface des ventricules est imbibée de la partie colorante du sang dans plusieurs points ; la surface des couches optiques est ramollie ; une forte injection se remarque dans leur centre ; la toile choroïdienne est infiltrée de sang dans le troisième ventricule, et recouverte d'un caillot. Le sang vient principalement de cette partie, d'où il pénètre par l'acqueduc de Sylvius jusque dans le quatrième ventricule, et de là dans le canal rachidien, où existe un liquide sanguinolent abondant ; ici l'homorrhagie des ventricules a été moins abondante ; la surface du cerveau, moins comprimée, est partout recouverte par du liquide sanguinolent.

3° *Hémorrhagie dans la scissure de Sylvius. Fibrine coagu-
lée à la surface de la moelle épinière. Liquide céphalo-rachidien fortement coloré par les globules du sang.*

Le sujet de cette observation éprouve à l'improviste une
perte brusque et complète de connaissance, accompagnée
de mouvements irréguliers, violents et convulsifs ; la respiration est stertoreuse. Saignée de la temporale , qui
donne un sang noir , comme il arrive dans tous les cas de
compression subite du cerveau. Mort dans la soirée.

Autopsie. On trouve : Injection et rougeur considérable
des parois du crâne ; du sang presque pur remplace le liquide céphalo-rachidien à la surface des lobes cérébraux,
particulièrement à gauche. Le sang remplit de tous côtés
les anfractuosités cérébrales. Il existe sur le corps calleux
une couche de sang coagulé et très-noir. La pie-mère
étant enlevée, on y voit des caillots de sang qui s'étaient
moulés dans les anfractuosités, dont ils conservent la forme. Le liquide des ventricules est fortement coloré en
rouge-noir. Le point de départ de l'hémorhagie est à la
partie antérieure et interne du lobe gauche du cerveau,
à la hauteur de la grande scissure. Une branche de l'artère cérébrale antérieure se voit au milieu du caillot
qui se trouve dans ce point ; cette artère est perforée
dans un point qui a livré passage à l'hémorrhagie. La
substance corticale environnante est imbibée de sang, dans
la profondeur d'une ligne environ ; il y a également un

caillot considérable dans la scissure antérieure, du côté opposé.

La surface du cervelet est également couverte de sang, qui pénètre entre les lames et lamelles de l'arbre de vie. Il y a un caillot sur l'orifice inférieur du quatrième ventricule. On trouve dans cette cavité, et dans l'aqueduc, du liquide semblable à celui des ventricules latéraux. L'espace sous-arachnoïdien du rachis contient, non-seulement du liquide sanguinolent, mais encore du sang coagulé dans toute son étendue.

4° *Foyer hémorrhagique s'ouvrant à la surface du cerveau. Liquide céphalo-rachidien sanguinolent, jusque dans les ventricules.*

Une femme, âgée de soixante-quinze ans, paralysée du côté gauche depuis deux ans, à la suite d'une attaque d'apoplexie, et ayant un commencement de démence, perdit tout-à-coup connaissance le 8 octobre 1832, à sept heures du soir. Lorsque je la vis, le lendemain matin, elle était dans l'état suivant : Les pupilles étaient parfaitement sensibles à la lumière, et de grandeur naturelle ; les sens étaient abolis ainsi que l'intelligence et les mouvements. Cette femme mourut à deux heures après midi.

Autopsie, quarante heures après la mort. La tête et le rachis ont seuls été examinés. On ouvre le rachis, en commençant par la partie inférieure. Aspect noirâtre du liquide à travers la dure-mère. L'incision des membranes laisse écouler un liquide sanguinolent ; ce qui indiquait positivement l'introduction de l'épanchement dans le canal rachidien. L'hémorrhagie avait son siége dans le lobe droit du cerveau, en dehors de la couche optique, en arrière du corps strié ; il n'y avait aucune communication directe entre le foyer hémorrhagique et le ventricule ; en dehors, la cavité, siége de l'hémorrhagie, communiquait avec la surface du cerveau, 'sous l'arachnoïde ; une ecchymose étendue correspondait au lieu de la déchirure, se propageait à la face inférieure du cerveau, remontait un peu du côté gauche, toujours entre le cerveau et l'arachnoïde, puis descendait sur les parties latérales de la protubérance, sur les faces supérieure et inférieure du cervelet. Les ventricules, et le canal rachidien, dans sa partie supérieure, étaient remplis de liquide sanguinolent. Cette observation présente la plus grande analogie avec la précédente ; seulement il y a moins de caillots, mais partout aussi du liquide sanguinolent.

Dans les quatre observations qui précèdent, le mélange du sang et du liquide céphalo-rachidien est général. Partout où le liquide existe, il est coloré. Ce résultat n'a rien de surprenant, d'après la manière dont se meut et se distribue le liquide. Il n'en est pas de même dans les hémorrhagies traumatiques qui succèdent à la commotion ou à la contusion cérébrale. Le liquide coloré par le sang, en certaines places, peut conserver ailleurs son aspect normal. Dans ces cas, les petits vaisseaux de la pie-mère sont déchirés ; le sang qui en sort se mêle au liquide cé-

phalo-rachidien ; ce liquide, par son mouvement conti-
nuel, délaye le sang, et l'entraîne à la surface du cerveau, où le mélange reste cisconscrit, si la mort est
prompte; si, au contraire, elle n'arrive qu'au bout de
deux ou trois jours, tout le liquide est teint en rouge
plus ou moins foncé.

C'est par un mécanisme analogue que le liquide se
colore en rouge, chez les fœtus qui succombent pendant
un accouchement laborieux, dans lequel la tête a été
comprimée par l'étroitesse des voies qui lui livrent passage, et souvent aussi par l'action des instruments.

Le liquide peut être également teint par les matières
colorantes jaune et rouge du sang, dans certaines affections générales, dont le caractère fondamental consiste
dans une altération du sang. Il est néanmoins digne de
remarque que dans ces affections, telles que l'ictère, la
fièvre jaune, certains typhus, le scorbut, etc., le liquide
céphalo-rachidien conserve sa transparence, tout en prenant une coloration souvent très-prononcée.

Matière cérébrale dans le liquide céphalo-rachidien.

La matière cérébrale, à la suite de déchirures accidentelles du cerveau, se trouve quelquefois suspendue dans
le liquide sous forme de parcelles rougeâtres ou jaunâtres.

Elle s'y trouve également mêlée, dans certains cas de

ramollissement , dans celui des parois ventriculaires, et principalement du *septum lucidum*, surtout chez les enfants; on voit alors, nageant au milieu du liquide , des flocons blancs ou grisâtres , dont il est facile de reconnaître la nature à l'aide du microscope.

Pus dans le liquide céphalo-rachidien.

La présence du pus dans le liquide céphalo-rachidien est moins fréquente que celle du sang. Le mélange des deux liquides est aussi moins intime, à raison de la viscosité du pus, et des adhérences qu'il contracte facilement avec les parois des cavités où il séjourne. Aussi n'est-il pas rare de voir du pus formé sur un point de la surface du cerveau, et y rester isolé sans se mêler au liquide. Quand le mélange a lieu, il peut être partiel ou général. Le mélange partiel se voit tantôt à la surface de l'organe cérébro-spinal , ce qui est le plus ordinaire, et tantôt dans les ventricules.

Voici un exemple de mélange partiel, à la surface du cerveau, chez une femme de cinquante-huit ans, qui succomba au bout de douze jours à des accidents cérébraux qu'il serait trop long de rapporter ici. L'autopsie fit voir à la surface de l'encéphale le liquide céphalo-rachidien, lactescent, infiltré sous l'arachnoïde, plus abondant et plus épais sur le trajet des vaisseaux. Cette ulcération du liquide était encore plus prononcée à la base de l'encéphale, autour des pédoncules cérébraux , surtout à droite, autour du bulbe rachidien; le liquide était trouble et opalin, autour de la moelle; celui des ventricules était, au contraire, parfaitement limpide aussi. Sa quantité totale était de 3oo grammes.

La présence du pus dans les ventricules n'est pas rare, Les auteurs en citent une foule d'exemples; seulement ils ne voient là que de la *sérosité* exhalée par une séreuse enflammée, bien qu'il soit aujourd'hui démontré que l'arachnoïde ne pénètre pas dans les ventricules. Ce mélange peut avoir lieu simultanément dans tous les ventricules, ou dans un seul à la fois. Ordinairement, on le trouve dans les ventricules latéraux et dans le ventricule moyen, plus rarement dans le ventricule du cervelet. Les ventricules qui en sont le siége sont distendus par un liquide louche, tenant en suspension une quantité plus ou moins considérable de globules qui, vus au microscope, se reconnaissent facilement pour les globules du pus.

Le mélange général a lieu, lorsque le pus formé dans l'épaisseur de l'organe cérébro-spinal, venant à rompre les barrières qui le retenaient, fait irruption de la surface dans les ventricules, ou des ventricules à la surface du cerveau. Il y a alors mélange brusque de ce produit avec le liquide céphalo-rachidien, comme cela arrive pour le sang dans l'hémorrhagie cérébrale.

Quelquefois le pus expulse entièrement le liquide, et occupe à lui seul les cavités sous-arachnoïdienne et cérébrale. Ainsi, dans un cas que j'ai consigné (*Journal de Physiologie*, ann. 1827, pag. 69 et suiv.), le liquide n'existait plus; il était remplacé dans toute l'étendue de l'épine par du pus jaune et épais, en consistance de gelée tremblante.

Cette sécrétion morbide remplissait exactement la cavité sous-arachnoïdienne disposée en une sorte de cylindre creux qui renferme la moelle épinière, et se prolonge jusqu'au sacrum. A sa surface extérieure, on voyait l'arachnoïde transparente et parfaitement saine, mais si mince qu'il m'a fallu quelque attention pour la découvrir étendue sur la matière purulente. La pie-mère seule était rouge et fortement injectée par le sang. Ce qui nous frappa vivement encore, ce fut de voir le quatrième ventricule, le troisième et les deux latéraux, distendus par du pus semblable à celui du rachis; il était seulement un peu plus liquide. En examinant avec une scrupuleuse attention les parois des divers ventricules, nous les trouvâmes intactes et sans la moindre trace de ramollissement. Ici l'intégrité des parois ventriculaires est d'un grand intérêt , car elle établit d'une manière certaine que la matière morbide n'avait séjourné que fort peu de temps dans les cavités du cerveau, et surtout qu'elle n'y avait pas pris naissance. Il est donc évident qu'elle y était entrée brusquement; que cette introduction avait été l'occasion des symptômes cérébraux et la cause directe de la mort.

Il existe une autre circonstance où le pus se mêle brusquement au liquide céphalo-rachidien, c'est quand un abcès, formé dans la substance nerveuse, s'ouvre tout-à-coup dans les ventricules. Alors le liquide présente, et dans les ventricules et autour de la moelle , les caractères que nous avons indiqués précédemment.

Maintenant que nous avons exposé avec autant d'exactitude qu'il nous a été possible, dans l'état actuel de la science, les caractères anatomiques des différentes altérations du liquide, par le mélange avec le sang, la matière cérébrale ou le pus, il nous reste à apprécier les lésions fonctionnelles qui correspondent à ces altérations.

Ici notre tâche est plus difficile ; car, presque toujours, les lésions anatomiques sont complexes, et, par conséquent, il n'est guère possible de déterminer précisément quelle part se rattache, dans les symptômes, à l'altération du liquide céphalo-rachidien.

En effet, si dans l'observation rapportée plus haut, nous pouvons, pour ainsi dire, suivre pas à pas la marche du produit morbide, et y rapporter les symptômes, dans la plupart des autres cas, dans les hémorrhagies, par exemple, tout est confondu, parce qu'il y a à la fois, pour expliquer les accidents, déchirure et compression du cerveau, caillots sanguins et sang colorant le liquide.

Nous pouvons cependant, d'après l'analyse d'un grand nombre d'observations, émettre les propositions suivantes :

1°. Dans le mélange partiel à la périphérie de l'organe cérébro-spinal, comme dans le cas où la matière épanchée y a totalement remplacé le liquide, il y a des phénomènes de compression en rapport avec la quantité de la matière, avec l'étendue de la surface comprimée.

2°. Dans le mélange partiel ventriculaire, avec interruption du mouvement du liquide, on observe de la somno-

lence, et quelquefois un sommeil profond , etc. , phénomènes qui se voient aussi dans l'accumulation simple.

3°. Enfin, dans le mélange général, les mêmes accidents
se manifestent; mais ils surviennent brusquement comme
la cause qui les produit, et, dans tous ces cas, il existe des
phénomènes variables de compression , suivant la quantité de matière étrangère , les points où elle s'arrête, et,
surtout, suivant la manière rapide ou lente dont elle s'é-
panche.

La description comparative du liquide céphalo-rachidien est encore entière à créer. Ce point d'anatomie physiologique offre en lui-même peu de difficulté. Mais ce qui s'est opposé à ce que je pusse le traiter ici d'une manière complète, c'est la difficulté de se procurer les animaux vivants, qui seuls peuvent servir fructueusement à de telles recherches.

Je vais toutefois dire le plus brièvement possible les résultats des dissections auxquelles je me suis récemment livré, de concert avec M. Bernard, mon préparateur au Collége de France.

Liquide céphalo-rachidien dans les mammifères.

Chez tous les mammifères, de même que chez l'homme, le système cérébro-spinal se trouve environné par trois membranes, la pie-mère, l'arachnoïde et la dure-mère. Chez tous, le cerveau et le cervelet sont creusés de ventricules variables pour leur capacité et même pour leur nombre; enfin, chez tous les mammifères, on trouve le liquide céphalo-rachidien, dont une partie, sous-*arachnoïdienne extérieure,* communique avec l'autre partie, *intra-*

ventriculaire, par une ou plusieurs ouvertures placées à la partie inférieure du ventricule du cervelet.

Nous n'aurons donc point à constater des différences capitales dans la disposition du liquide entre l'homme et les autres mammifères; et les particularités que nous rencontrerons portent ordinairement sur la quantité du liquide ou sur quelques variétés accessoires d'organisation des cavités cérébrales.

Chez les *quadrumanes*, la disposition du liquide céphalo-rachidien ne diffère pas notablement de celle qu'on observe chez l'homme.

Dans les *carnassiers*, les cavités du cerveau se composent des deux ventricules latéraux, du ventricule moyen, du quatrième ventricule, et, de plus, des deux ventricules olfactifs qui n'existent pas chez l'homme. Tous ces ventricules communiquent entre eux, et le liquide qu'ils contiennent communique à son tour avec le liquide sous-arachnoïdien cérébral et rachidien par l'ouverture placée en bas du ventricule du cervelet. On peut très-bien se rendre compte de toutes ces connexions et des trajets du liquide par l'expérience suivante :

Après avoir mis à découvert sur un chien l'intérieur des ventricules latéraux, on aperçoit le liquide céphalo-rachidien qui monte et descend par flux et reflux en suivant la respiration et les efforts de l'animal. Si, à ce même instant, on verse avec précaution dans un ventricule un liquide coloré, on constate bientôt, après la mort de l'animal, que ce liquide a pénétré dans tous les ventricules, depuis ceux des lobes olfactifs jusqu'au cervelet, par l'intermédiaire de l'aqueduc de Sylvius ; on constate de plus que la matière colorante est arrivée jusque dans la cavité sous-arachnoïdienne cérébrale et rachidienne. La forme des ventricules olfactifs, chez le chien de même que chez tous les animaux qui en ont , est celle d'un cône dont la base serait en avant et le sommet tronqué en arrière. Une couche de substance blanche les tapisse à l'intérieur, et chaque ventricule olfactif vient, par un orifice distinct, s'aboucher dans le troisième ventricule, qui est, pour ainsi dire, le centre de toutes les cavités cérébrales. La quantité de liquide que contient l'ampoule olfactive est en rapport avec la capacité du ventricule. Chez les chiens, on peut évaluer à six ou huit grammes la quantité de liquide que contient chaque ventricule olfactif. Il y a , du reste , des variétés nombreuses dans la grandeur de ces cavités , même chez les espèces d'animaux très-voisines. Les ventricules olfactifs, qui manquent chez l'homme et les singes, sont surtout développés dans les carnassiers insectivores; chez les chauves-souris, par exemple, le ventricule olfactif est le plus considérable des ventricules du cerveau.

En passant des carnassiers aux ruminants, et de ceux-ci aux rongeurs, on voit assez généralement diminuer les ventricules olfactifs, sans cependant qu'il y ait une décroissance correspondante dans la capacité des ventricules cérébraux. Car, comme l'avait déjà remarqué Desmoulins, les lobes olfactifs n'ont aucune partie corrélative dans le cerveau, et leur développement se fait d'une manière isolée et distincte des autres lobes encéphaliques.

Le liquide céphalo-rachidien des *rongeurs*, comparé à celui des *carnassiers*, ne nous offre aucune différence remarquable à noter. Les couches de liquide *intérieure* et *extérieure* sont proportionnellement aussi considérables que chez les carnassiers, et cela s'observe particulièrement chez certains rongeurs à clavicule imparfaite, comme le lapin, par exemple, dont la région cervicale jouit de mouvements très-étendus.

Les *ruminants* présentent une diminution notable dans la quantité du liquide cérébral *extra-ventriculaire*. Il faut remarquer toutefois que cette diminution porte principalement sur la couche de liquide sous-arachnoïdien qui baigne la partie convexe du cerveau, tandis qu'à la base et au niveau des différents confluents, les gros vaisseaux et les nerfs importants sont entourés par une couche abondante de liquide. Lorsqu'on ouvre la cavité crânienne d'un ruminant, et particulièrement de certains ruminants à cornes creuses, tels que le bœuf ou le mouton, on trouve au-dessous de l'enveloppe osseuse la dure-mère, en général très-peu adhérente aux os. Si on examine avec soin la disposition de l'arachnoïde cérébrale, on peut se convaincre qu'elle est, en très-grande partie, adhérente à la pie-mère. Les circonvolutions du cerveau sont en même temps moins profondes et plus serrées, et très-souvent aussi les deux lobes cérébraux sont réunis au-dessous de la faux du cerveau, qui est alors incomplète. En poussant

une injection de gélatine colorée par la cavité sous-arachnoïdienne de la moelle, on voit qu'elle arrive en petite
quantité à la surface convexe du cerveau, où elle forme
une couche très-mince et s'insinue à peine dans quelques
anfractuosités les plus profondes. Le liquide *intrà-ventri-*
culaire n'offre rien de spécial chez les ruminants; il communique avec le liquide *cérébral extérieur* et avec le liquide
sous-arachnoïdien de la moelle au moyen de l'ouverture
inférieure du cervelet. Cette communication peut se
démontrer par le simple examen des parties ou par des
injections artificielles, ou encore par la marche que suit
le sang dans les hémorrhagies. Ainsi, sur un cheval qui
avait été assommé et chez lequel un épanchement de sang
avait eu lieu par suite de la rupture des vaisseaux, le sang
coagulé remplissait la cavité sous-arachnoïdienne cérébrale
et rachidienne, le quatrième et le troisième ventricules,
et s'était arrêté dans les cavités olfactives, sans pénétrer
dans les ventricules latéraux. Nouvelle preuve que les
ventricules olfactifs ne communiquent pas, comme quelques anatomistes l'ont avancé, avec les ventricules latéraux,
mais bien avec le troisième ventricule. Il suffit, pour s'en
assurer, de faire couler un liquide coloré dans la cavité du
lobe olfactif d'un mouton, par exemple, et ce liquide pas-
sera successivement dans le ventricule moyen, dans l'a-
queduc de Sylvius, dans le quatrième ventricule et la cavité
sous-arachnoïdienne extérieure, sans avoir pénétré dans les
ventricules latéraux.

Enfin le liquide sous-arachnoïdien du rachis des mammifères est en général, comme chez l'homme, plus abondant aux régions cervicale et lombaire.

On retrouve encore les brides fibreuses qui s'étendent entre l'arachnoïde et la pie-mère rachidienne. Elles sont très-multipliées, et très-manifestes chez le cheval et le bœuf.

Liquide céphalo-rachidien chez les oiseaux et les reptiles.

Chez les oiseaux, la distinction des trois membranes cérébrales n'est plus aussi complète que dans les mammifères. A la convexité du cerveau, l'arachnoïde est intimement unie à la pie-mère, avec laquelle elle constitue une membrane unique se moulant exactement sur les lobes cérébraux dépourvus de circonvolutions. Il n'existe donc pas chez les oiseaux de liquide à la surface du cerveau. Le liquide céphalo-rachidien se rencontre seulement autour du cervelet, au niveau du calamus scriptorius (*confluent postérieur*), et vers le bulbe rachidien à l'origine des principaux nerfs, *excepté au point* de sortie des nerfs ou d'entrée des vaisseaux. Le diploé des os de la boîte crânienne est raréfié et rempli d'air. Dans cette classe il n'existe pas de ventricules latéraux, et, par conséquent, point de corps calleux ni de voûte à trois pilier ; on y voit un ventricule moyen qui communi-

---

(1) Cependant le trou de Bichat est encore parfaitement distinct, et sert de passage aux veines de Galien. C'est là une preuve de plus qui démontre que cette ouverture n'est point destinée à établir une communication entre la cavité arachnoïdienne et les ventricules cérébraux, puisque, ces derniers ayant disparu, le trou persiste encore.

que avec le ventricule du cervelet par l'aqueduc de Sylvius , comme chez les mammifères. A la partie de inférieure du ventricule du cervelet on aperçoit l'ouverture qui fait communiquer le liquide intra-crânien avec le liquide sous-arachnoïdien proprement dit. En laissant couler un liquide coloré dans le ventricule moyen d'un oiseau, on le voit pénétrer bientôt dans la cavité sous-arachnoïdienne de la moelle. Le même résultat s'obtient encore en insufflant de l'air par le ventricule; on ne tarde pas à voir l'arachnoïde rachidienne soulevée par l'air insufflé. La disposition du liquide cérébral ne nous a pas offert de différences notables dans les diverses classes des oiseaux. Chez les rapaces, les passereaux ou les palmipèdes, nous avons observé les mêmes particularités dans les membranes et les cavités cérébrales, aussi bien que dans le liquide qui les baigne. La moelle épinière des oiseaux est entourée par une couche de liquide plus marquée au cou, où les vertèbres jouissent d'une grande mobilité les unes sur les autres. A la région lombaire et sacrée, les vertèbres sont soudées de manière à constituer un canal osseux continu. Dans ces régions, la moelle est protégée par une couche de liquide; mais en outre elle présente dans le renflement lombaire, qui est très-considérable chez certains oiseaux, un véritable ventricule qui est aussi rempli de liquide. Mais à l'opposé du liquide des cavités cérébrales, celui-ci est sans communication avec le liquide rachidien. Après une injection de gélatine colorée, faite par le troisième ventricule, en la dirigeant vers le rachis, on trouve le liquide ventriculaire de la moelle, sans aucune trace de matière colorante. On en pourrait dire autant du liquide que contiennent les cavités des lobes optiques chez les oiseaux, dans lesquelles nous n'avons jamais pu faire pénétrer d'injection.

La proportion du liquide céphalo-rachidien chez les reptiles est en général plus faible que chez les oiseaux. On en retrouve à peine des traces dans le cerveau. L'arachnoïde est à peu près partout confondue avec la pie-mère. Le ventricule du cervelet, qui constitue la plus grande des cavités cérébrales, communique avec la cavité sous-arachnoïdienne du rachis par l'ouverture inférieure du quatrième ventricule. La cavité rachidienne formant, en général, un canal également mobile dans toute son étendue, la couche de liquide qui entoure la moelle est à peu près uniforme dans toutes les régions de l'épine. Enfin, l'absence de ventricule médullaire lombaire est la dernière différence remarquable qu'on observe entre les reptiles et les oiseaux.

Liquide céphalo-rachidien dans les poissons.

Chez les poissons, le système nerveux cérébro-spinal, ses enveloppes, et par suite le fluide céphalo-rachidien, ont subi de si grandes modifications, qu'il devient très-difficile de comparer ces différentes parties à celles qui leur correspondent dans les animaux supérieurs. Il n'est plus possible de séparer distinctement la dure-mère, l'arachnoïde et la pie-mère. On trouve une membrane fibreuse qui sert de périoste interne aux os du crâne et à ceux du canal vertébral. Dans aucun point, pas plus au crâne qu'au rachis, on ne peut séparer cette lame fibreuse des os auxquels elle adhère. Sa face interne, qui est lisse et comme tapissée par une séreuse, répond aux lobes encéphaliques et à la moelle épinière. Au-dessous de cette membrane, qu'on doit, suivant nous, considérer comme la dure-mère, en existe une autre qui entoure immédiatement la moelle et les lobes encéphaliques. Cette dernière membrane est très-ténue, transparente et parcourue par une grande quantité de vaisseaux. Par la place qu'elle occupe, et ses caractères anatomiques, elle semble être la réunion de la pie-mère et de l'arachnoïde. Toutefois, cette membrane présente des différences remarquables chez certaines espèces de poissons. Ainsi, chez les morues, elle est comme infiltrée d'un liquide visqueux, transparent, incolore, qui est maintenu dans des espèces de mailles étendues de la face profonde de cette membrane à la surface de la moelle et des lobes encéphaliques. Cette matière n'est pas sans analogie d'apparence avec l'humeur vitrée que contient la membrane hyaloïde de mammifères. Cette matière est en plus grande abondance au voisinage du quatrième ventricule et de la partie supérieure de la moelle. Telle est la substance qui, chez les poissons, représente le fluide cérébro-spinal. Les brides membraneuses qui entourent la moelle et les lobes encéphaliques peuvent être comparées à celles qu'on observe dans la cavité sous-arachnoïdienne des mammifères. Indépendamment de cette matière visqueuse, il existe encore chez certains poissons, tels que le thon, le squale, la carpe, une matière comme cellulo-graisseuse, placée au-dessus des lobes encéphaliques, de manière à les recouvrir complétement. Cette substance ne saurait être confondue avec la matière gélatiniforme dont nous avons parlé plus haut ; car elle est placée en dehors de la membrane d'enveloppe du système cérébrospinal, tandis que que l'autre est placée au-dessous, et contenue dans cette même membrane. Il est remarquable, qu'en général, chez les poissons qui présentent une plus grande abondance de cette substance visqueuse, il existe une plus faible proportion de l'autre matière graisseuse, et réciproquement.

D'après les faits qui viennent d'être exposés, relativement à la disposition du liquide céphalo-rachidien dans les quatre classes d'animaux vertébrés, on pourrait en déduire les considérations générales suivantes :

Un plus grand développement dans le système cérébrospinal entraîne, en général, un développement proportionnel dans ses vaisseaux, dans ses enveloppes osseuses ou membraneuses. Le liquide céphalo-rachidien participera à cette espèce de solidarité. Il se trouve à son maximum de quantité relative chez les animaux supérieurs, où les fonctions du système nerveux sont à leur plus haut degré d'activité, tandis que, diminuant graduellement chez les animaux plus inférieurs, il finit par disparaître complétement dans certaines espèces de poissons. Mais, indépendamment de l'influence directe que le liquide exerce sur les fonctions du système nerveux, nous remarquerons que sa dégradation successive, dans la séric animale, est elle-même liée à des modifications profondes survenant dans le mécanisme des enveloppes protectrices et dans la disposition du système circulatoire cérébral et rachidien.

On a vu précédemment que chez l'homme le cerveau était baigné de tous côtés par une couche de liquide *extérieure* (sous-arachnoïdienne), et par une couche de liquide *intérieure* (intra-ventriculaire). La couche de liquide intra-ventriculaire entoure les réseaux veineux qui composent les plexus choroïdes et favorise leur circulation, tandis que, par ses mouvements ondulatoires alternatifs, elle soulève mollement la substance cérébrale, à laquelle elle communique une pression qui est, très-probablement, en harmonie avec l'accomplissement de ses fonctions. Il en est de même chez les animaux supérieurs. Cependant l'existence du liquide intérieur est beaucoup plus constante que celle de la couche extérieure. Nous avons vu, en effet, le liquide ventriculaire exister encore en grande quantité lorsque le liquide sous-arachnoïdien cérébral avait déjà complétement disparu. Quant à la couche de liquide *extérieure* (sous-arachnoïdienne), interposée qu'elle est entre la surface cérébrale et les parois osseuses du crâne, elle forme évidemment une enveloppe de liquide protecteur destinée à amortir les chocs et empêcher qu'ils ne soient communiqués au cerveau. Elle est, en général, d'autant plus épaisse que la boîte crânienne est plus fragile. L'homme, sous ce rapport, et particulièrement les vieillards, qui ont les os très-cassants, présentent la couche de liquide *extérieure* la plus abondante. Quand une disposition particulière dans la structure des os de la voûte du crâne assure un autre moyen de protection pour le cer-

veau, la couche de liquide diminue. Cette modification
se manifeste déjà chez certains ruminants, et est à son
maximun chez les oiseaux, les reptiles et les poissons, où
l'on ne trouve plus que des traces de liquide sous-arachnoïdien cérébral. Cette différence n'est pas la seule, comme
nous l'avons vu en étudiant la structure des méninges chez
ces animaux.

La moëlle épinière est également plongée au milieu du
liquide céphalo-rachidien, qui l'isole de toutes parts des
parois du canal du rachis. Dans la portion cervicale de
l'épine, et principalement au niveau des articulations de
la tête, on voit une plus grande quantité de liquide, en
rapport avec les mouvements nombreux et étendus qui
s'exécutent dans ces régions. Mais il faut admettre encore
que les surfaces articulaires multipliées qui réunissent les
tervertèbres ensemble, ainsi que la présence des disques in-
vertébraux, tendant à décomposer les chocs transmis par
les violences extérieures sont aussi un moyen très-efficace
de protection pour la moëlle. Une particularité remarquable chez les oiseaux, c'est que les vertèbres lombaires
forment une cavité continue analogue, jusqu'à un certain
point, à la boîte du crâne. Nous voyons dans un point la
moelle creusée d'une cavité qui est remplie par un liquide
ventriculaire, comme le cerveau lui-même nous en avait
offert.

Mais ce n'est pas seulement comme un appareil mécanique de protection que nous devons envisager le liquide
céphalo-rachidien; car il remplit un rôle bien plus impor-

tant encore relativement à la circulation du système nerveux cérébro-spinal. Remarquons d'abord que tous les
vaisseaux qui se distribuent au cerveau ou à la moelle sont
sous-arachnoïdiens. Dans l'homme ainsi que dans les animaux supérieurs, les principaux confluents du liquide crâ-
nien sont, en général, placés au niveau des troncs vasculaires les plus volumineux. Ainsi , le *confluent antérieur*
contient l'artère basilaire par les prolongements qu'il en-
voie à la base du crâne, il baigne l'espèce de couronne ar-
térielle connue sous le nom d'*hexagone cérébral*, les artères cérébrales antérieures et latérales ainsi que leurs nombreuses ramifications qui rampent dans les principales
scissures de cette région du cerveau. Dans le *confluent supérieur* arrivent les troncs volumineux des *veines ventriculaires (veines de Galien)*, au moment où elles viennent communiquer avec les sinus de la dure-mère, etc. Ainsi la circulation peut s'effectuer sans obstacle dans les vaisseaux
cérébraux, grâce au liquide céphalo-rachidien qui empêche le cerveau de les comprimer dans ses mouvements, compression qui serait inévitable si le cerveau remplissait exactement la cavité inflexible du crâne. Mais il y
a plus encore, et le liquide, s'interposant entre les circonvolutions où pénètre la pie-mère, s'oppose à leur adosse-
ment, et favorise ainsi puissamment la circulation capil-
laire qui s'accomplit sur toute la surface cérébrale extérieure. Ce qui semble le prouver jusqu'à l'évidence,
c'est que dans la série animale, à mesure que les circonvolutions s'effacent la couche de liquide cérébral extérieure
diminue, et, dans les oiseaux et les reptiles, lorsqu'il n'y
a plus de circonvolutions, le liquide a également disparu

pour venir se concentrer au niveau des confluents autour des plus gros troncs vasculaires.

La couche de liquide qui entoure la moelle épinière est proportionnellement beaucoup plus considérable que celle qui environne le cerveau ; de sorte que la circulation médullaire, qui est bien moins active que la circulation cérébrale, semblerait cependant plus efficacement favorisée. Mais il faut ici tenir compte des dimensions énormes que peuvent acquérir les veines *extra-arachnoïdiennes* ou *sinus vertébraux*, qui ne sont plus, comme dans le crâne, maintenus dans des canaux fibreux et très-peu extensibles.

Tous les nerfs cérébraux et rachidiens sont, à leur origine, plongés dans le liquide cérébro-spinal, qui les accompagne et les protége jusqu'à leur sortie par les trous du crâne ou du rachis. Chez l'homme et les animaux supérieurs, le liquide très-abondant qui existe à la base du crâne baigne l'origine de tous les nerfs, et principalement le *kiasma* des nerfs optiques, l'*infundibulum* de la tige pituitaire, et le ganglion de la cinquième paire. Chez l'homme, en particulier, le ganglion de Gasser est environné par le liquide. Chez certains animaux, comme chez le bœuf et le cheval, cette disposition n'existe plus ; le pont fibreux de la dure-mère qui maintient le nerf appliqué contre la pointe du rocher s'étant ossifié, le ganglion de Gasser se trouve renfermé dans une espèce d'enveloppe osseuse, et placé, pour ainsi dire, hors de la cavité crânienne. Au niveau de la protubérance annulaire et de la moelle allongée, les nerfs importants qui en naissent sont entourés par une couche très-abondante de liquide, qui existe chez tous les animaux. Tous les nerfs rachidiens sont protégés de la même manière; cette disposition est surtout remarquable pour les nerfs lombaires, qui, ayant un long trajet intra-rachidien à parcourir, sont flottants et isolés dans une grande masse de liquide, qui ne les abandonne qu'au moment où ils s'échappent par les trous sacrés et lombaires pour se distribuer dans les parties molles. Chez l'homme, ainsi que chez un grand nombre d'animaux, les ganglions inter-vertébraux des paires rachidiennes étant placés dans les trous de conjugaison, ne sont pas en contact avec le liquide spinal. Cependant, dans quelques espèces, comme le chat et le lapin, la réunion des racines antérieure et postérieure se faisant dans le canal rachidien, le ganglion se trouve plongé dans le liquide cérébro-spinal.

RECHERCHES HISTORIQUES

SUR LE LIQUIDE

CÉPHALO-RACHIDIEN.[1]

Lorsque M. Magendie, dans une série de mémoires lus à l'Institut, dans les années 1825, 1826, etc., et insérés dans son journal de Physiologie, révéla aux physiologistes l'existence normale d'un liquide dans la cavité céphalo-rachidienne, chacun se demanda comment une chose aussi visible avait pu échapper à l'attention de tant d'anatomistes qui avaient consacré leur vie à l'étude du système nerveux.

Il arriva dans cette circonstance ce qui arrive toutes les fois qu'une vérité nouvelle est proclamée : les uns, disposés à admettre le fait avancé par M. Magendie, cherchèrent à s'assurer par eux-mêmes de son exactitude ; les autres, dans l'impossibilité de nier son existence, n'y virent qu'une circonstance morbide, connue depuis les temps les plus reculés.

Cependant, M. Magendie, poursuivant ses recherches, accueil-

(1) N'ayant pas trouvé le loisir de rechercher dans les auteurs anciens ou modernes ce qui a été écrit sur le liquide qui fait l'objet spécial de cet ouvrage, et pour tout dire, ce genre de travail étant pour moi sans attrait, j'ai prié mon ancien élève et collaborateur, M. le Dr Jodin, de vouloir bien me suppléer. Qu'il me permette de le remercier ici d'avoir accepté cette œuvre laborieuse, et de le complimenter sur la manière dont il a su l'exécuter.

18.

lant celles de tous les hommes laborieux et amis de la vérité, qui lui vinrent en aide, est enfin parvenu à établir d'une manière certaine l'existence normale du liquide céphalo-rachidien, et à reconnaître les modifications que ce liquide éprouve dans les maladies.

Restait à faire l'érudition de ce point intéressant de physiologie. M. Magendie me confia ce travail; j'ai accepté cette tâche avec reconnaissance: puissé-je l'avoir accomplie avec succès!

Les auteurs que j'ai parcourus sont nombreux, mais la plupart n'ont fait que répéter leurs devanciers. Certaines opinions ont été tour à tour abandonnées et reprises : aucune ne satisfaisait complètement les esprits, car toutes reposaient sur des hypothèses plus ou moins hasardées. Il n'appartient qu'à la vérité de rester inattaquable, lorsqu'elle est une fois trouvée.

Mes recherches commencent à Galien, au delà duquel tout est vague et obscurité, et qui, d'ailleurs, résume parfaitement l'état de la science à son époque; elles finissent vers la fin du 18me siècle. Quant à nos prédécesseurs immédiats, c'est-à-dire depuis Cotugno jusqu'à nous, il n'y a rien, absolument rien.

Disons-le d'abord, les anciens médecins ont vu de l'eau dans les ventricules, quelques-uns même en ont rencontré dans le rachis; mais quelle est cette eau, où est sa source, quels sont ses usages, quel rôle remplit-elle à l'égard de l'organe cérébro-spinal? Sur ces diverses questions nous ne rencontrons que des erreurs.

Leurs opinions peuvent se rattacher à deux chefs principaux.

A l'état normal, il y a dans les ventricules :

1° De l'eau;

2° Une vapeur qui peut se rassembler en eau, mais d'une manière morbide.

A la première opinion appartiennent Galien, Willis, Vieussens, Littre, Schneider et autres. A la deuxième, Coiter, Hilden, Bohnius, Verduc, Lieutaud, Haller et Cotugno.

Galien, Willis et Vieussens admettent la présence de cette eau ou sérosité, comme liée à l'existence de l'esprit animal, à la production et au mouvement duquel elle serait subordonnée. Mais sur ce point leurs idées diffèrent.

Ainsi, selon Galien, les ventricules antérieurs servent à la confection de l'esprit animal, qui ensuite, par le conduit que nous nommons aujourd'hui aqueduc de Sylvius, est dirigé vers le ventricule cérébelleux, laissant dans les ventricules où il a été confectionné un résidu ou excrément bourbeux, épais, aqueux.

Pour Willis le fond de la théorie est le même; mais les choses se passent autrement. L'officine de l'esprit animal n'est pas dans les ventricules, mais bien dans le corps même du cerveau. La partie séreuse du sang qui a accompagné l'esprit jusque dans le cerveau, quitte cet esprit lorsqu'il n'a plus besoin de véhicule, et va tomber dans les ventricules à l'état d'eau. C'est là la source ordinaire et constante de la sérosité ventriculaire. Il y en a encore qui vient d'une autre source, mais accidentelle et morbide : c'est l'eau que distillent les glandes pinéale et choroïdienne trop chargées.

Vieussens croit aussi que l'eau des ventricules est le véhicule des esprits, véhicule destiné à fixer l'esprit animal volatil, et à prévenir sa dissipation trop prompte.

Cette eau, pour Galien, comme aussi pour Willis et Vieussens, occupe tous les ventricules, qui communiquent librement entre eux, y compris le ventricule du cervelet et l'aqueduc de Sylvius, mais pour Galien et Willis seulement; car Vieussens établit, au moyen de la valvule à laquelle son nom est resté, une barrière infranchissable entre le ventricule du cervelet et ceux du cerveau.

Que va devenir cet excrément, ce véhicule de l'esprit? Galien qui ignorait le véritable office des veines; qui les considérait comme naissant toutes du foie pour aller de là se répandre dans les organes, et y porter l'aliment que celui-ci avait puisé dans l'intestin, tandis que de leur côté les artères y amenaient l'esprit attiré du dehors et apprêté par le poumon; Galien, dis-je, qui admettait ainsi des organes recevant de toutes parts, sans rien rendre, avait besoin d'une théorie de purgation en harmonie avec ces idées, et elle ne lui a pas manqué, comme on peut le voir dans le passage cité. Aussi soutient-t-il avec ses devanciers, que le cerveau se purge par les narines et le palais; que l'inspiration attirant l'air par les narines, l'expiration expulse le résidu ou excrément.

Willis, qui avait quelques idées justes sur les véritables usages des veines, fait retourner l'eau dans la masse du sang par ces vaisseaux, au moyen de l'infundibulum et de la glande pituitaire. Néanmoins il n'ose pas repousser complétement les émonctoires de Galien; il doute, et dit qu'on peut supposer que jusqu'à un certain point le cerveau se purge par ces voies.

Vieussens, venu un peu après Willis, fait tout retourner dans le torrent circulatoire par les sinus veineux. Il nie positivement que la moindre parcelle de l'eau des cavités cérébrales sorte par les narines ou le palais.

Galien, Willis et Vieussens ont cela de commun, qu'ils admettent que, quand il y a insuffisance de la purgation ou de l'absorption veineuse, il peut y avoir oppression, plénitude des ventricules; de là apoplexie, épilepsie, convulsions, etc.

Galien s'arrête là; mais Willis et Vieussens ajoutent que l'eau, par son abondance ou son acrimonie, peut, dans certains cas, déchirer les côtés de l'infundibulum, ou la membrane qui ferme en arrière le quatrième ventricule, et de là, se répandant à la superficie du cerveau, du cervelet ou de la moelle allongée, déterminer ainsi des accidents variables suivant le siége et l'étendue de l'inondation.

Avec Verduc, commence une période de réaction contre l'existence de l'eau ventriculaire à l'état sain.

Verduc, pour n'avoir point trouvé d'eau dans les ventricules cérébraux d'un individu décapité, en conclut qu'il n'y en a point chez l'homme sain, et se moque ainsi de l'opinion des anciens sur l'usage de cette eau relativement aux esprits, ajoutant que les modernes, plus *subtils*, ont dit que les sérosités serviraient plutôt à noyer les esprits qu'à les transporter.

Pour Haller, il n'y a plus d'esprits, plus d'eau; la glande pituitaire est sans emploi; les ventricules sont des cavités destinées à isoler les unes des autres les différentes parties de l'encéphale; ces cavités ne sont pas vides, mais remplies par une vapeur qui est continuellement exhalée par les artères et résorbée par les veines; vapeur qui, lorsque l'office des veines languit, se rassemble en eau, dont la masse notable distend les ventricules, et détermine l'apoplexie ou autres maladies soporeuses. Il y a également une vapeur pouvant se convertir en eau dans le canal vertébral. Quand il y a de l'eau dans le quatrième ventricule, cette eau ne pouvant remonter dans les ventricules cérébraux, à cause de sa pesanteur, a de la tendance à tomber dans le rachis. Cette eau est analogue à celle qu'on rencontre si fréquemment dans le péricarde, la plèvre, l'abdomen et autres cavités du corps.

Cotugno, laissant de côté l'eau des ventricules, ne s'occupe que de celle qu'on trouve *après la mort* autour de la moelle et du cerveau. — Il indique avec exactitude l'espace existant entre la moelle et la gaîne de la dure-mère ; espace rempli sur le cadavre par de l'eau, qui existe également à la surface du cerveau. — Il se demande comment cette disposition anatomique a pu échapper à l'attention des savants, et en trouve la raison dans la manière dont ils procédaient à l'examen du cerveau, après avoir séparé la tête du tronc. — Cette eau existe-t-elle pendant la vie? N'y a-t-il pas un vide? Non. Une moelle plus turgescente? Également non. Jusquelà il est parfaitement dans le vrai, il n'en est plus de même lorsqu'il se fait cette question : Est-ce une nuée vaporeuse (*nubes vaporosa*)? Alors, arrêté par le résultat négatif des expériences qu'il a faites sur des chiens vivants, chez lesquels il n'a pu trouver d'eau, il doute et n'ose se prononcer. Chose remarquable, cette expérience qui a arrêté Cotugno, est justement le premier pas de la découverte de M. Magendie. L'exemple de Cotugno, et celui de Vieussens, qui, lui aussi, a été égaré par des expériences défectueuses, prouvent bien qu'en physiologie expérimentale il ne suffit pas d'avoir de l'intelligence et le désir de bien faire, il faut que cette intelligence soit servie par des mains habiles et des sens exercés.

Tous ces travaux étaient tombés dans l'oubli, ou considérés

comme des rêveries absurdes enfantées par l'imagination des anciens. Le mémoire de Cotugno était resté enfoui dans le *thesaurus* des thèses de Sandifort, où personne ne s'avisait d'aller le chercher sous son titre de *Ischiade nervosâ*, et on ne connaissait guère de cet auteur que l'humeur qu'il a décrite dans les cavités du labyrinthe. Pour savoir jusqu'où allait cet oubli, il faut consulter les ouvrages d'anatomie de la fin du dernier siècle, et tous ceux de celui-ci : on y trouvera des descriptions minutieuses de tout ce qui se rencontre dans les ventricules, mais du liquide point ; quand il y en a, c'est un produit morbide. On verra même des planches anatomiques, fort bien faites d'ailleurs, mais représentant une moelle dont le volume égale, s'il ne surpasse, la capacité de la cavité qui doit la contenir.

M. Magendie, pas plus que les autres, ne pensait à l'eau des ventricules ; c'est le hasard qui l'a mis sur la voie de cette découverte, comme il l'avoue franchement dans son mémoire lu à l'Institut. Il a donc, si l'on veut, retrouvé l'eau ventriculaire des anciens. Mais, entre ses mains, la question s'est agrandie et complétée ; on peut la résumer ainsi :

L'eau existe chez l'homme sain.

Elle n'est plus bornée aux ventricules.

C'est un liquide qui existe dans les cavités, et enveloppe de toutes parts l'organe cérébro-spinal.

Le liquide ventriculaire communique librement avec celui de la superficie ; cette communication a lieu par une ouverture constante chez l'homme, et qui, jusqu'à lui, n'avait été aperçue par aucun anatomiste.

Ce liquide n'est plus l'excrément, le véhicule de l'esprit animal ; c'est en réalité le moyen que la nature emploie pour maintenir toujours pleine une cavité qui, avec des parois inflexibles, renferme un organe variable dans ses dimensions.

L'étude de ce liquide à l'état pathologique a répandu une nouvelle lumière sur certains points des maladies du système nerveux jusque-là fort obscurs ou mal interprétés.

*Analyse et extraits des auteurs qui ont parlé du liquide céphalo-
rachidien.*

Galien. Il parle en plusieurs endroits de ses livres anatomiques
d'un liquide excrémentitiel, aliment mal élaboré qui est exprimé
de tous les points du cerveau à travers de petits pertuis dans les
ventricules, *et spécialement dans le quatrième*, comme dans un
entrepôt d'où il est purgé par les *os ethmoïdes* et par *l'infundibulum.*
Il serait assez difficile de déterminer s'il n'avait qu'une idée spécu-
lative de ce liquide, ou s'il en avait constaté l'existence par l'observation directe. Il paraît cependant qu'il avait vu la face interne de
la dure-mère rachidienne lubrifiée par un liquide visqueux; ce
texte pourrait peut-être se rapporter au feuillet de la membrane
arachnoïde, qui enveloppe la moelle et qui est baignée par le
liquide céphalo-rachidien.

Après Galien il faut arriver jusqu'à *Massa*, qui connaissait
véritablement le liquide ventriculaire. (*Anat.*, chap. xxxviii, p. 84.)

Vésale admet que les ventricules sont lubrifiés et caressés par
une humeur aqueuse qui les remplit quelquefois. (*De corp. hum.
fab.*, p. 545.)

Vidus-Vidius a vu les ventricules remplis d'une humeur aqueuse
apparente surtout après la mort. (*Anat.*, tome III, p. 294.)

Il n'est peut-être pas inutile de noter en passant que *Vidus-
Vidius* et *Vésale* avaient reconnu avant *Varoli* l'existence de
l'arachnoïde par le liquide qu'elle sécrète.

(Ces indications sont extraites de l'excellente thèse inaugurale
que M. le D^r d'Aremberg a soutenue sur Galien, le 20 août 1841.)

Varoli (Anat.) attribuait aux glandes qu'on voit sur le plexus
choroïde la propriété de pomper l'eau épanchée dans les ventricules.

L'opinion de *Willis* mérite, par les idées physiologiques qu'il y
rattache, que nous nous y arrêtions plus longtemps.

Willis, *Opera omnia;* Genève, 1695. — *Anatom. cerebri*, CHAPI-
TRES XI, XII ET XIII.

Puisque dans la nature rien n'a été fait sans un usage quelconque, les cavités creusées dans l'intérieur du globe cérébral
n'ont pas été faites pour rien.

Les anciens ont beaucoup relevé cette caverne, en l'établissant
officine des esprits animaux, officine où il y a procréation de ces
esprits, et accomplissement des principaux actes des fonctions
animales. Les modernes l'ont au contraire avilie, prétendant
qu'elle n'est qu'un véritable cloaque où se rassemble une matière
excrémentitielle destinée à être rejetée au dehors. Cette opinion
mérite quelque confiance, puisque sur le cadavre on trouve souvent les ventricules pleins d'eau, et que ces ventricules paraissent
avoir des voies d'excrétion tant vers l'infundibulum que vers l'os
criblé.

Observons que partout où le sang abonde dans une partie et
l'arrose, la sérosité superflue laissée par la circulation engendre
des vapeurs ou humeurs aqueuses, qui le plus souvent sont
exhalées au dehors par effluves vaporeuses, ou rentrent dans le
sang par les veines ou les vaisseaux lymphatiques. Or, comme le
sang arrose par un afflux abondant et la substance corticale et la
substance médullaire, il s'ensuit que la liqueur séreuse, si elle est
trop abondante dans le sang pour que le superflu puisse retourner
immédiatement par les veines et par les lymphatiques, s'il y en a,
ou puisse être séparé par les glandes; il s'ensuit, dis-je, que ce
superflu tombe dans cette caverne creusée entre les replis du cerveau. On pourrait accumuler les preuves à l'appui de cette opinion.

Il nous semble inutile de nous étendre avec Willis sur les voies
d'excrétion ouvertes aux liquides par la nature.

Outre cette congestion ordinaire et constante de sérosité dans
les ventricules du cerveau, on doit tenir pour certain que les
glandes des plexus choroïdes trop pleines y laissent distiller une
humeur semblable. J'ai vu souvent dans des cerveaux hydropiques

ces glandes gonflées, et, comme des grains d'orge crevant par excès d'humidité, devenir flasques à la pression, et laissant échapper leur sérosité dans le ventricule. Certes, dans des cerveaux hydropiques, les cavités des ventricules sont toujours remplies d'eau. La cause en est à un sang devenu trop aqueux, qui dans la circulation dépose un amas de sérosité trop considérable pour être reprise par les veines, ou ralentie et conservée par les glandes. Et afin que la sérosité, abondant partout dans le cerveau, tombe plus facilement dans les ventricules, la nature a placé près d'eux les grands vaisseaux des plexus, et les glandes y insérées. Et non-seulement les plexus choroïdes des trois ventricules concourent vers le cerveau, mais encore un autre plexus non moins remarquable, avec des glandes considérables, est établi près du cervelet dans le quatrième ventricule. Tout cela a été disposé afin que, du sang qui est destiné au cerveau et au cervelet, la partie la plus aqueuse, impropre à la production des esprits, se dirige vers ces plexus vasculaires. Que si le sérum est trop abondant pour que les plexus puissent le contenir jusqu'à son expulsion par les veines, tout l'excédant tombe dans la cavité sous-jacente. En voilà assez pour constater d'où et comment se fait l'amas de sérosité dans les ventricules cérébraux. Lui refuser une sortie est impossible et absurde. Celui qui se contentera d'examiner superficiellement la structure des parties voisines des ventricules, pourra dire, avec les anciens, que les excréments du cerveau sont déposés en bas par l'infundibulum dans le palais, en avant par les processus mamillaires dans les narines. Mais s'il examine plus attentivement, il verra qu'il n'y a là aucune voie pour l'excrétion de cette humeur; car il n'y a aucune ouverture manifeste, soit de la glande pituitaire à l'os cunéiforme, soit des processus mamillaires aux trous de l'os criblé. Mais comme nous pensons que le cerveau se purge jusqu'à un certain point par ces deux émonctoires, il est permis d'avancer que pendant la vie le transport des humeurs se fait facilement par des points qui paraissent imperforés. Alors, en effet, ces pores et méats, dilatés par la chaleur vitale, laissent passer une pluie

séreuse comme au travers d'un tissu de laine. La chose est constante dans les affections arthritiques et fluxionnaires. Pourquoi
alors ne pas supposer que les humeurs séreuses amassées dans
les ventricules sont dirigées de ces ventricules vers la glande
pituitaire et les processus mamillaires? La chose est assez probable
pour l'infundibulum, dont la position et la structure paraissent l'indiquer suffisamment. En effet, dans les animaux, la forme et le
siége des ventricules peuvent varier, mais toujours leur ouverture
est dirigée vers l'infundibulum.

Quant à la question de savoir si la glande à laquélle s'insère le
conduit de l'infundibulum reçoit les humeurs séreuses pour les
transmettre au dehors, la chose n'est pas moins constante; non-
seulement elle reçoit celles du cerveau, mais encore elle élimine
celle qui existe dans le sang qui va monter à cet organe.

Arrivons au trajet que parcourent les humeurs déposées dans
cette glande pour arriver au dehors. L'opinion vulgaire est qu'elles
tombent dans le palais par les trous de l'os sous-jacent, trous qui
seraient creusés pour ce but dans tous les animaux où existe le
réseau admirable et où beaucoup de ses ramifications pénètrent
la glande pituitaire. Si vous enlevez la selle turcique, et que, la
dépouillant de sa membrane, vous y versiez de l'eau, cette eau,
traversant tout le trajet de l'os, découlera aussitôt par d'autres
trous pratiqués sur les côtés. Mais cette expérience n'est nullement concluante, car ces trous manquent chez certains animaux,
et en particulier chez l'homme. Quand ils existent, comme chez
le veau, ils sont bouchés par des vaisseaux dans lesquels un
liquide coloré injecté traverse le tissu de l'os, et s'échappe enfin
par les veines jugulaires. Ces vaisseaux sont du reste veineux ou
lymphatiques.

De cela, on peut conclure que les humeurs déposées dans la
glande pituitaire retournent dans la masse du sang, comme il
arrive pour les autres glandes.

Quant à l'autre émonctoire du cerveau, c'est-à-dire, à celui des
ventricules vers les processus mamillaires, et de là à leur excrétion

par les trous de l'os criblé, la chose est encore plus douteuse, car les trous sont bouchés par les prolongements de la dure-mère, et par les fibres nerveuses, de manière à ne pas laisser passer une humeur même la plus limpide. Néanmoins, il est permis de croire que ces humeurs séreuses descendent du cerveau dans les narines par des voies invisibles après la mort, mais dilatables pendant la vie par la chaleur et l'esprit. A l'appui de cette opinion on peut citer des exemples de gens qui, affectés de vertiges, rendaient à la fin du paroxisme une grande quantité d'eau limpide; et entre autres celui d'une jeune fille qui, tourmentée d'une céphalalgie atroce, rendait chaque jour par les narines beaucoup d'eau fauve et ténue, et qui, étant morte apoplectique, présenta à l'autopsie une inondation des ventricules et des circonvolutions, formée par un liquide semblable à celui qu'elle rendait pendant la vie.

Derrière la glande pinéale, au-dessous des tubercules quadri-jumeaux existe une cavité, ou canal long et étroit, qui conduit au ventricule placé sous le cervelet. Son extrémité *postérieure* s'ouvre dans ce quatrième ventricule ; l'antérieure sous les nates. Au milieu, un conduit tend directement vers l'infundibulum ; par là s'écoulent les sérositées amassées dans ce ventricule. L'extrémité postérieure est recouverte d'une membrane mince qui, entourant la circonférence du cervelet, s'oppose à ce que les sérosités tombent ailleurs que par l'orifice antérieur ; néanmoins il peut arriver que l'abondance de l'inondation rompe cette membrane, et alors l'humeur aqueuse tombant à la base de la moelle allongée, comprime les origines des nerfs; de là des affections convulsives et de fortes syncopes souvent morbides. Nous l'avons souvent observé sur le cadavre.

Vieussens dit qu'on trouve dans les ventricules une humeur aqueuse. Plusieurs passages sont consacrés à discuter quels sont les usages de cette humeur, sa source et ses moyens d'écoulement, et enfin les accidents qui résultent de son accumulation. Cette humeur aqueuse est séparée du sang que charrient les artères des glandes pituitaire, pinéale et choroïdiennes, ainsi que celles qui se terminent dans la substance cendrée. Ainsi le sang qui doit fournir l'esprit animal est plus pur, et en même temps est donné à cet esprit animal comme un véhicule. La nécessité d'un esprit animal et d'un suc nerveux est suffisamment démontrée par cela même que son cours étant empêché, tout s'évanouit, perceptions, sentiment et mouvement. Ce suc nerveux échappé des nerfs va présider à la nutrition des autres parties du corps. Doué d'éléments actifs, il constitue une sorte de ferment qui dissout et divise les parties trop grossières ou trop lentes.

Si ce suc nerveux par lui-même, invisible, léger, volatil, n'était pas arrêté par quelque humeur aqueuse, il serait emporté par un mouvement trop rapide, se dissiperait facilement, et ses particules, cessant d'être contiguës, il ne pourrait plus remplir son office. Aussi est-il vraisemblable que l'humeur aqueuse des ventricules a dû lui servir de véhicule. La glande pinéale est consacrée à recevoir cette humeur aqueuse ou lymphatique. En effet, elle est molle, pourvue de pores lâches, arrosée par des artères qui s'y déchargent d'un suc lymphatique, qui ensuite flue au travers de ses pores lâches et de sa membrane d'enveloppe, et par l'intermédiaire de l'anus, du troisième ventricule et de l'infundibulum, arrive à la glande pituitaire, à l'exception de la partie la plus épaisse qui, ne pouvant exsuder, est résorbée par les vaisseaux lymphatiques ou plutôt veineux, qui se rendent dans le quatrième sinus. Les plexus choroïdes qui reposent sur les couches optiques, par la douce chaleur du sang qui traverse leurs vaisseaux, réchauffent les ventricules du cerveau naturellement froid et humide, et maintiennent les pores de leur substance dans la dilatation nécessaire à la libre circulation de l'esprit animal. La partie la plus ténue de l'humeur aqueuse qu'ils fournissent va dans les ventricules, dont elle prévient le desséchement; la plus épaisse va dans le quatrième sinus. Le plexus choroïde du quatrième ventricule se comporte exactement comme ceux des ventricules antérieurs. L'humeur aqueuse également. Les sucs aqueux formés par la glande pinéale et celles des plexus choroïdes du cerveau, ne peuvent, par l'aqueduc placé sous les testes et les nates, descendre vers la cavité du calamus scriptorius, à cause de la grande valvule qui ferme toute communication. A l'appui de cette opinion, Vieussens a fait des expériences dans lesquelles un liquide introduit dans les ventricules cérébraux ne pénètre jamais au delà de l'aqueduc de Sylvius (ce qui est inexact). De même que les sucs aqueux ne peuvent descendre des ventricules cérébraux dans celui du calamus scriptorius; de même ceux du quatrième ventricule ne peuvent arriver dans le troisième ventricule, également à cause de la grande valvule (*inexact*). Maintenant, il s'agit de savoir ce que devient cette humeur aqueuse.

La membrane pituitaire n'est pas destinée à l'écoulement des humeurs aqueuses assemblées dans les ventricules du cerveau. Ils étaient dans l'erreur, les médecins qui pensaient que cet écoulement avait lieu naturellement par les narines et le palais, et cette erreur a obscurci la science médicale jusqu'à nos jours. Et d'abord, le crâne est pourvu non-seulement de pores, mais encore de sutures plus ou moins lâches et de trous plus ou moins amples, par où nous admettrons que peuvent s'échapper les vapeurs les plus légères et les effluves. Mais nous ne pensons pas que l'on puisse trouver que par là le cerveau soit apte à se purger des humeurs pituiteuses et épaisses. Reste la question de savoir si ces humeurs pituiteuses qui, nous ne pouvons le nier, s'amassent quelquefois, soit à son intérieur, soit à sa superficie, ne se déchargent pas par les trous de la base du crâne. Nous prouverons que cela ne peut arriver, et nous le démontrerons par des expériences. Ces trous de la base du crâne, à l'exception de celui par où passe la moelle, sont complétement fermés, comme on peut le voir à l'œil. Ils le sont par la dure-mère qui adhère fortement à leurs bords, et par les vaisseaux et nerfs qui entrent dans le crâne ou qui en sortent. De sorte que si une humeur pituiteuse s'y amasse, elle ne peut en sortir par ces ouvertures. Comment sortira-t-elle donc? Elle est recueillie par la glande pituitaire, comme nous l'avons dit plus haut, et tombe dans les deux réceptacles placés sur les côtés de la

selle turcique ; une autre portion arrive par les veines dans le quatrième sinus. Notez que si dans la glande pinéale, ou dans celles
des plexus choroïdes, une humeur aqueuse s'accumule trop abondante ou trop épaisse, de manière que cette abondance dilate
outre mesure leur membrane d'enveloppe, ou la déchire, cette
humeur s'amasse dans les ventricules du cerveau et y séjourne.
La partie la plus ténue seulement est dirigée par l'infundibulum
sur la glande pituitaire, à moins qu'il n'arrive ou que la dilatation ou la rupture des parties latérales de l'infundibulum ne les
épanche dans l'espace entre la pie-mère et la dure-mère, ou que
cette dilatation ou déchirure s'attaquant à la pie-mère qui enveloppe le commencement de la moelle, à l'instar d'une valvule
lâche, cette humeur ne tombe dans le canal vertébral, car il n'y a
pas d'autres voies par où le cerveau puisse se décharger des
humeurs qui s'y sont amassées. Nous avons ouvert un grand
nombre de cadavres qui présentaient beaucoup d'eau contenue,
tantôt dans les ventricules du cerveau seulement, tantôt dans
les ventricules et sous la dure-mère ; et jamais, pendant
la vie, ces individus n'avaient rendu, soit par le nez, soit par
la bouche, rien de semblable à ce qu'on trouvait dans le crâne.
A la confirmation de ce que nous venons de dire, conduisent les
expériences suivantes. Versez de l'esprit-de-vin pur dans les fosses
antérieures du crâne recouvertes de la dure-mère, et laissez long-
temps : pas une goutte ne s'échappera par les narines ; enlevez la
dure-mère qui recouvre l'ethmoïde, il ne s'échappera rien encore ;
car l'écoulement est empêché par les fibrilles des nerfs de la première conjugaison qui bouchent exactement les trous ethmoïdaux
par où elles s'engagent. En outre, si, sur un chien vivant, après
avoir lié les deux carotides et les deux jugulaires, on injecte de
l'esprit-de-vin coloré dans les deux carotides, jusqu'à ce que tous
les vaisseaux étant remplis il déborde et inonde toutes les cavités,
rien ne passe par les narines ou le palais. La chose étant ainsi,
nous soutenons que ceux-là sont dans l'erreur qui veulent que la
matière du catarrhe vienne du cerveau. Il est certain qu'elle vient

des glandes sous-jacentes à la tête. Si cette collection d'humeur pituiteuse a lieu dans les ventricules, par la difficulté de son écoulement, par son abondance et sa viciation, elle apporte un grand dommage au cerveau, et empêche en partie ou en totalité le mouvement des sucs nourriciers et de l'esprit animal; de là une apoplexie ou affection soporeuse.

Si elle a lieu à la superficie, elle détermine l'hydrocéphale sans paralysie des parties sous-jacentes à la tête; si elle existe entre la pie-mère et la dure-mère, encore hydrocéphale sans paralysie, si l'humeur est autour du cerveau seulement, et avec paralysie, si elle est répandue autour du cervelet. Nous disons hydrocéphale sans paralysie lorsque l'humeur excrémentitielle est amassée entre la pie-mère et la superficie du cerveau, parce que dans ce cas l'eau amassée ne peut tomber sur les racines des nerfs spinaux, à moins que cette membrane ne soit rongée par leur acrimonie, ou déchirée par leur abondance, ou distendue outre mesure autour de la naissance de la moelle épinière. Dans le cas où l'amas d'eau a lieu autour du cerveau seulement, il ne peut y avoir paralysie, puisque l'eau accumulée sous les pariétaux ne peut affecter les racines des nerfs provenant de la moelle allongée ou de la moelle épinière, à cause de la masse du cerveau qui est appliquée contre la base du crâne par l'intermédiaire de la dure-mère, dont les prolongements empêchent que de l'eau accumulée entre elle et la pie-mère ne tombe sur les racines des nerfs. En voici la preuve : On enlève la partie postérieure des vertèbres, on fait une ligature autour de la moelle, on incise ses enveloppes au-dessus de la ligature, on enlève les pariétaux, on incise la dure-mère, on introduit une liqueur tiède qui gonfle la dure-mère, et est retenue en totalité dans le crâne sans qu'une seule goutte passe autour de la moelle. Enfin, si la collection a lieu entre la pie-mère et la dure-mère qui entourent le cervelet, il y a hydrocéphale avec paralysie; car, en vertu de son propre poids, l'eau tombe dans le canal vertébral. En effet, dans cette région du crâne, où est caché le cervelet, est ouverte une voie facile vers ce canal, puisque la moelle ne remplit pas complétement ce trou et laisse un espace par où l'eau peut passer. Pour s'en convaincre, il faut répéter l'expérience précédente, avec cette différence que le liquide introduit sous la dure-mère cérébelleuse tombera autour de la moelle épinière.

De tout cela il ressort suffisamment que le sang qui monte au cerveau et qui doit se transformer en esprit animal, se décharge de la partie la plus épaisse ou suc lymphatique sur les glandes pinéale, choroïdiennes et pituitaires, afin que l'esprit animal soit confectionné plus pur, que son mouvement soit plus libre.

Cette humeur aqueuse, ramenée ensuite dans le sang par les lois de la nature, ne nous paraît pas être un véritable excrément. Nous pensons qu'elle est ainsi mêlée au sang veineux, pour que, semblable à la lymphe fournie par les autres glandes, elle vienne réveiller, comme par un ferment auxiliaire, la force de fermentation des principes intérieurs.

Quant au liquide spinal, Vieussens n'en dit pas un mot, et fait ici dépendre la paralysie d'obstruction par le vice des vaisseaux ou du sang qu'ils charrient.

Verduc, *Usage des parties*, t. II, p. 61. La plupart des auteurs croient que c'est dans le temps de la séparation des esprits que les sérosités superflues s'écoulent dans les ventricules du cerveau, comme on dit que naturellement il y a de l'eau dans le péricarde. Or on a reconnu qu'on a fait bien des fables touchant la liqueur du péricarde. Si on ouvre un individu décollé, on ne trouve rien dans les ventricules. Verduc pense que l'eau dans les ventricules est toujours un accident de la maladie ou du genre de mort.

Plus loin, p. 69, il dit : Les anciens médecins ont prétendu que l'eau que l'on trouve dans les ventricules était naturelle, que c'était une pituite qui se déchargeait par la glande pituitaire dans le palais. Ils ont cru que les ventricules étaient les réservoirs des esprits animaux; mais des modernes plus *subtils* ont dit que les sérosités serviraient plutôt à noyer les esprits.

Cotugno, *Mémoire de Ischiade nervosá,* imprimé dans la collection des *thèses de Sandifort,* 2e vol., 1764. (Tout ce qui, dans ce mémoire, a rapport au liquide, a été textuellement inséré en latin dans le *Journal de Physiologie,* année 1827.)

La cavité spinale est très-ample, beaucoup plus grande que la moelle qu'elle renferme. Entre la moelle et le canal rachidien, il y a un espace : cet espace superflu n'est pas entièrement libre; la dure-mère en occupe une partie; mais il reste encore de l'espace, surtout en arrière vers les apophyses épineuses, espace qui, chez l'homme sain, est rempli par une matière. Cette matière est chez les cachectiques *une vapeur sale,* un vrai mucus chez les hydropiques, *une vapeur sanguinolente* chez les enfants morts pendant le travail de l'accouchement.

Sur le cadavre, cet espace est rempli, non par la moelle plus turgescente chez le vivant, non par une nuée vaporeuse, mais par de l'eau semblable à celle que contient le péricarde, le labyrinthe et toutes les cavités où l'air n'a point d'accès, semblable à celle que l'on trouve dans les ventricules du cerveau. Non-seulement l'eau remplit cet espace, mais encore elle abonde dans le crâne, où elle occupe l'intervalle entre la dure-mère et le cerveau, intervalle qui est plus grand dans la vieillesse et la phthisie, où le cerveau se resserre notablement, et devient plus dur. Autant le cerveau se retire, *autant une vapeur aqueuse* vient prendre sa place.

Pourquoi ces collections aqueuses ont-elles échappé aux anatomistes? Cela vient de ce qu'avant d'examiner le cerveau, ils séparaient la tête du tronc : opération qui entraînait l'effusion et la perte inaperçue de toute l'humeur aqueuse existant autour du cerveau et de la moelle épinière; à peine en restait-il une faible portion dans les fosses de la base du crâne et dans les gaînes principales que la dure-mère fournit aux nerfs. L'eau est alors remplacée par l'introduction de l'air, d'où ces bulles qui ont été signalées. Suivant que l'amas est plus ou moins grand, un intervalle plus ou moins grand, suivant les sujets, existe au sommet des circonvolutions. Entre l'arachnoïde et la pie-mère, vers ces intervalles à la base du crâne, là où l'arachnoïde descendant vers la moelle s'écarte largement de la pie-mère, existe une voie très-ouverte : par cette voie s'écoule l'humeur des sillons du cerveau, et s'introduit l'air après la décollation.

Il indique les précautions pour recueillir le liquide.

La quantité de cette eau est de quatre à cinq onces.

Il est limpide chez l'adulte, quelquefois jaunâtre; rosé ou opaque chez les fœtus morts pendant le travail.

Cette collection d'humeur, que l'on trouve ordinairement après la mort, existe-t-elle pendant la vie, et *l'espace qu'elle occupe ne serait-il pas alors ou vide, ou rempli par une nuée vaporeuse, ou par une moelle plus turgescente?* Il n'est pas vraisemblable qu'un espace vide pendant la vie soit plein après la mort; et à cela, d'ailleurs, s'oppose cette loi de la nature qui veut qu'il n'y ait aucun vide dans le corps des animaux, et que tout ce qui n'est pas rempli par l'air extérieur, ou par un corps solide, le soit par un liquide.

Si une nuée vaporeuse n'occupait pas ces espaces pendant la vie, pourrait-elle après la mort les remplir condensée en eau? Joignez à cela que la dissection de certains animaux vivants confirme la présence d'une véritable humeur autour du cerveau et de la moelle, humeur qui, *pour nous, est douteuse chez l'homme vivant.*

Chez différents poissons, ou vivants, ou récemment tués, et notamment chez une tortue marine de quinze livres, que nous avons disséquée vivante, la masse cérébrale était très-exiguë relativement à la capacité du crâne, de sorte qu'un grand intervalle existait entre eux, intervalle rempli par beaucoup d'eau, abondante surtout autour de la moelle.

Jamais je n'ai pu constater la présence de cette eau chez des chiens vivants, ou chez des oiseaux. Chez eux, en effet, la masse cérébro-spinale est si grande, soit pendant la vie, soit après la mort, qu'elle égale la capacité qui la renferme. Mais si ces animaux ne servent à rien pour constater la présence de l'eau, ils fournissent du moins ce renseignement précieux, que la mort ne fait rien perdre de son volume au cerveau ou à la moelle. Ceux qui pensent que, pendant la vie, la moelle est plus turgescente et suffisante pour remplir la capacité vertébrale, ne réfléchissent pas que, dans ce cas, les origines des nerfs que l'on rencontre sur le cadavre étalées dans cet espace, seraient alors pendant la vie serrées et comprimées. On peut donc affirmer que cet espace autour de la moelle est naturel et rempli d'eau, et diffère peu sur le cadavre de ce qu'il est pendant la vie. Le paragraphe XIV parle de l'exhalation par les artères, de la respiration par les veines.

§ XV. L'eau des ventricules peut se mêler à celle du rachis (il rapporte ici ce que dit Haller). Ce mélange peut-il être rendu impossible dans la nature coagulable que l'on accorde généralement à l'eau des ventricules, et que mes expériences refusent complétement à celle de l'épine? Si les expériences sont bien faites, la nature de l'eau ventriculaire est trouvée parfaitement identique à celle de l'épine. Approchée du feu, elle ne se coagule, ni ne se concrète, mais s'évapore en exhalant une odeur de chair échauffée.

Enfin, Cotugno arrive à conclure, de toutes ses recherches, que la douleur dans la sciatique réside dans la gaîne du nerf, et tient à une humeur qui vient ou de l'épine ou des artères propres de la gaîne. Cette humeur est cause de douleur, ou parce qu'elle est trop copieuse, ou parce qu'elle est âcre.

HALLER, *éléments de Physiologie;* Lausanne, 1760, t. IV. *Aqua ventriculorum.*

Le plancher des ventricules n'est point uni à la voûte. *Il se fait une vapeur qui, exhalée par la membrane propre du ventricule et par les plexus choroïdes, enduit toute la superficie interne de cette cavité d'une légère humidité.* J'en atteste mes expériences, et l'autorité des principaux anatomistes : tant que *cette exhalaison reste*

modérée, elle ne se rassemble pas en eau; elle manque quelquefois chez des sujets morts récemment et très-sains (il fait ici allusion
à ce que rapporte Verduc, d'un individu qui avait été décapité).
Elle a cela de commun avec l'eau du péricarde, de la plèvre et de
l'abdomen.

Il s'exhale chez l'animal vivant une vapeur sensible de la superficie intérieure du cerveau, ou des cavités ventriculaires. Il est manifeste que cette exhalation a lieu par les artères, puisqu'une
liqueur poussée dans ces artères transsude de toute la superficie
des ventricules. — J'ai souvent répété cette expérience.

Il est aussi manifeste que cette humeur est résorbée par les veines.

Il n'y a donc aucun doute que *dans les ventricules, comme dans
le péricarde, la plèvre et les autres cavités du corps humain*, une
humeur légère est continuellement exhalée par les artères et reprise par les veines. L'exemple de ce qui se passe dans les autres
cavités est une nouvelle preuve à l'appui de cette opinion.

Toutes les fois que l'office des veines languit, et cela est ordinaire dans les maladies chroniques, toute l'humidité accumulée se
rassemble en eau, dont la masse notable distend les ventricules; de
là des affections apoplectiques, soporeuses, phrénétiques, convulsives, paralytiques, fièvres épidémiques. Dans ce cas, et surtout dans
les hydrocéphales, on a trouvé dans les ventricules beaucoup d'eau
exubérante. Dans un cerveau hydropique, Pechlin a trouvé 113
onces d'eau. On en a fréquemment rencontré dans les ventricules,
1, 2, 3, 4, 9 et 13 livres.

Cette exhalation peut, comme toutes celles des artères, *se faire
après la mort;* de là on trouve, quelques heures après la mort,
beaucoup d'eau dans les ventricules; abstergée chez un animal nou-
vellement ouvert, elle se reproduit de nouveau.

Les anciens, qui l'avaient trouvée fréquemment, la considéraient
comme l'excrément pituiteux du cerveau.

Son caractère est gélatineux. Un acide minéral, l'alcool, ou le feu,
la font prendre en membrane (Pechlin, Lapeyronnie, Collins), et
selon d'autres auteurs, également recommandables, la font évaporer

en totalité (Malpighi, Berger, de Haën). La cause en est peut-être à la putréfaction. Ainsi distille une humeur coagulable à la dissection du cerveau des poissons, des hydatides du cerveau, ou de la toile celluleuse arachnoïdienne. Entre des expériences qui rendent coagulable un suc quelconque, et d'autres expériences qui le font évaporable, il faut accorder plus de confiance aux premières ; car le temps et la putréfaction peuvent rendre évaporable, mais coagulable jamais.

L'eau qui sort du quatrième ventricule se fraye facilement une place autour de la moelle épinière, car elle aurait beaucoup de peine à retourner dans le troisième ventricule et dans l'infundibulum, obligée de remonter contre sa pesanteur.

Vers la queue du cheval, surtout au fond du sac qui contient la moelle épinière, il n'est pas rare, surtout chez le fœtus, de trouver un peu d'eau rougeâtre, ténue, du même genre que cette vapeur perspirable qui remplit les autres cavités du corps. Appartient-elle à la classe des humeurs coagulables ? Mes expériences ne me permettent de rien conclure à cet égard. Malpighi nous apprend qu'il y a dans les nerfs des animaux un suc de telle nature qu'il égale en tenacité le gluten.

La source paraît en être dans les artérioles de la dure-mère spinale, bien que je ne l'aie pas expérimenté.

Je ne doute pas que l'eau amassée dans les ventricules cérébraux ne puisse descendre jusque-là.

La trop grande abondance de cette eau produit une maladie fréquente chez le fœtus, nommée spina-bifida. Dans ce cas la dure-mère que contient la queue de cheval, distendue par l'humeur, ne laisse pas réunir les épines molles des lombes, ou du sacrum, ou bien les trouvant faiblement réunies, les divise et les détruit, et vient faire saillie sous la peau. Cette maladie est très-rare chez l'adulte. Néanmoins elle a été observée.

Outre les auteurs dont nous venons d'analyser les opinions relatives au liquide contenu dans le crâne et l'épine, on peut encore consulter les suivants, qui ont aussi parlé de ce liquide, mais d'une manière bien moins explicite que les précédents.

BARTHOLIN. H. 8 cent. III.

BONNET. Sepulch. anatom.

BRUNNER (De glandulâ pituitariâ) a toujours vu les ventricules du cerveau remplies d'eau.

DE HAEN. Tom. IV, p. 174 et 197.

FRACASSATUS. De cerebro, p. 324 et 325.

KAUW BOERHAAVE croit, mais à tort, que la quantité d'eau que l'on trouve dans les ventricules du cerveau augmente à proportion du temps que le sujet est mort.

HOFMANN. Apol., p. 233 et 234.

LAPEYRONNIE. Mémoires de l'académie de Montpellier, 1708.

MALPIGHI. Posth., page 162.

PACCHIONI. Ep. ad FONTANUM *de Lymphâ cerebri.*

PECHLIN. Observ. 61. cent., observation d'hydropisie.

WEPFER. Apoplexie. Observation d'hydropisie.

SOEMMERING (De corp. hum. fabric., t. IV, p. 68), admet qu'il existe naturellement dans les ventricules un liquide spécial, que son augmentation peut causer des maladies, que s'il existe un *censorium commune,* ce liquide pourrait bien en être le siége.

MECKEL dit dans son Anatomie, t. II, p. 659, que les ventricules sont arrosés par de la sérosité.

Voici maintenant la liste des mémoires que M. Magendie a publiés sur le liquide céphalo-rachidien, et l'indication des ouvrages où il a parlé de ce liquide :

Mémoire sur le liquide qui se trouve dans le crâne et l'épine de l'homme et des animaux :

1re Partie. 10 janv. 1825, t. IV, du *Journ. de Phys. expér.*

2ᵉ Partie. 4 décembre 1826, t. vii, même recueil.

3ᵉ Partie. 10 janv. 1827, t. vii, même recueil.

Mémoire physiologique sur le cerveau. 16 juin 1828, t. viii, id.

Précis élémentaire de physiologie, 4ᵉ édit, t. i.

Leçons sur les phénomènes physiques de la vie, t. i.

Enfin, depuis la découverte de M. Magendie.

M. Cruveilhier, dans son *Anatomie*, adopte les idées de M. Magendie sur le liquide céphalo-rachidien.

M. Martin-Saint-Ange. Thèse et Journ. hebdom., 1830, janv., p. 87.

M. Jodin. Thèse, 5 avril 1832.

M. Montaut. Mémoire présenté à l'Institut, où il a reçu un encouragement.

TABLE

PAR ORDRE DE MATIÈRES.